Barbara Rias-Bucher

LUPINEN

Das heimische Eiweißwunder

Kompakt-Ratgeber

Haben Sie Fragen an Barbara Rias-Bucher?
Anregungen zum Buch?
Erfahrungen, die Sie mit anderen teilen möchten?

Nutzen Sie unser Internetforum:
www.mankau-verlag.de

man
kau!

Impressum

Bibliografische Information der Deutschen Nationalbibliothek
Die Deutsche Nationalbibliothek verzeichnet diese Publikation in der
Deutschen Nationalbibliografie; detaillierte bibliografische Daten sind
im Internet über http://dnb.d-nb.de abrufbar.

Barbara Rias-Bucher
Lupinen – Das heimische Eiweißwunder
Kompakt-Ratgeber
ISBN 978-3-86374-446-5
1. Auflage März 2017

Mankau Verlag GmbH
D-82418 Murnau
Im Netz: www.mankau-verlag.de
Internetforum: www.mankau-verlag.de/forum

Redaktion: Julia Feldbaum, Augsburg
Endkorrektorat: Susanne Langer M. A., Germering
Cover/Umschlag: Andrea Barth, Guter Punkt GmbH & Co. KG, München
Layout: X-Design, München
Satz, Gestaltung und Bildredaktion: Lydia Kühn, Aix-en-Provence, Frankreich
Energ. Beratung: Gerhard Albustin, Raum & Form, Winhöring

Bildnachweis:
© **Barbara Rias-Bucher:** 39, 49, 53, 63, 65, 79, 103, 106, 113, 117, 125
© **Fotolia** iLUXimage: 4, 6–7; Natalia Mylova: 4–5, 34–35; gkrphoto: 5, 72–73; Natalia Mylova: 5, 100–101; Freykoerperkutur: 10; Darios: 15; Comugnero Silvana: 17; bit24: 22; dabjola: 28; asab974: 31; svrid79: 32–33; Natasha Breen: 37; Kati Finell: 41; zaziedanslacuisine: 43; Barbara Pheby: 45; siankoo: 47, 55, 69, 85, 89, 111; anna_shepulova: 50, 71, 81, 87, 105, 115; Kitty: 57; Doris Heinrichs: 59; sarsmis: 61; anjelagr: 67; zoryanchik: 77; tycoon101: 82; olhaafanasieva: 93; Crisferra: 95; olepeshkina: 97, 99; StockphotoVideo: 109; fotogal: 119; zi3000: 121
Druck: Westermann Druck Zwickau GmbH, Zwickau/Sachsen

»Ich bin ein Öko-Buch!«
Das im Innenteil eingesetzte EnviroTop-Recyclingpapier wird ohne zusätzliche
Bleiche, ohne optische Aufheller und ohne Strichauftrag produziert. Es besteht zu
100 % aus recyceltem Altpapier und entstammt einer CO_2-neutralen Produktion.
Das Papier trägt das Umweltzeichen »Der blaue Engel«.

Hinweis für die Leser:
Die Autorin hat bei der Erstellung dieses Buches Informationen und Ratschläge mit
Sorgfalt recherchiert und geprüft, dennoch erfolgen alle Angaben ohne Gewähr.
Verlag und Autorin können keinerlei Haftung für etwaige Schäden oder Nachteile
übernehmen, die sich aus der praktischen Umsetzung der in diesem Buch vorgestell-
ten Anwendungen ergeben. Bitte respektieren Sie die Grenzen der Selbstbehandlung
und suchen Sie bei Erkrankungen einen erfahrenen Arzt oder Heilpraktiker auf.

Vorwort

Lupinen liebe ich seit meiner Kindheit. Als sommerbunte Inseln wuchsen sie im riesigen Garten meiner Großeltern, überragten mich Winzling, und wenn ich mich darin versteckte, träumte ich mich ins Wunderland der kleinen Alice. Auf meiner ersten Reise nach Mallorca lernte ich dann die proteinreichen Samen kennen. Tief im Landesinnern, wo man damals noch kaum Touristen begegnete, kostete ich sie in einer kleinen Kneipe zum Sherry, ohne zu wissen, was ich da aß. Doch natürlich fragte ich nach und zog dann ganz glücklich mit einem Glas eingelegter Lupinenkerne ab.

Es sind die beiden Erscheinungsformen einer Pflanze, die mich seit jeher begeistern: ästhetisch die eine, nahrhaft die andere. Mit Blumenlupinen kann man den Garten schmücken und Insekten Nahrung bieten, während Süßlupinen als Kerne, Schrot, Mehl und Flocken höchst vielseitig verwendbar sind und ganz ausgezeichnet schmecken. Und davon handelt dieser Kompakt-Ratgeber: Lust auf Lupinen soll er Ihnen machen, Freude am Kosten, Kochen und Experimentieren soll er Ihnen schenken, Abwechslung in die vegetarische Küche wird er bringen – und der Mehrwert für die Gesundheit ist inbegriffen.

Gutes Gelingen wünscht Ihnen
Barbara Rias-Bucher

Inhalt

Hauptgerichte & Herzhaftes 73

Desserts & Süßgebäck 101

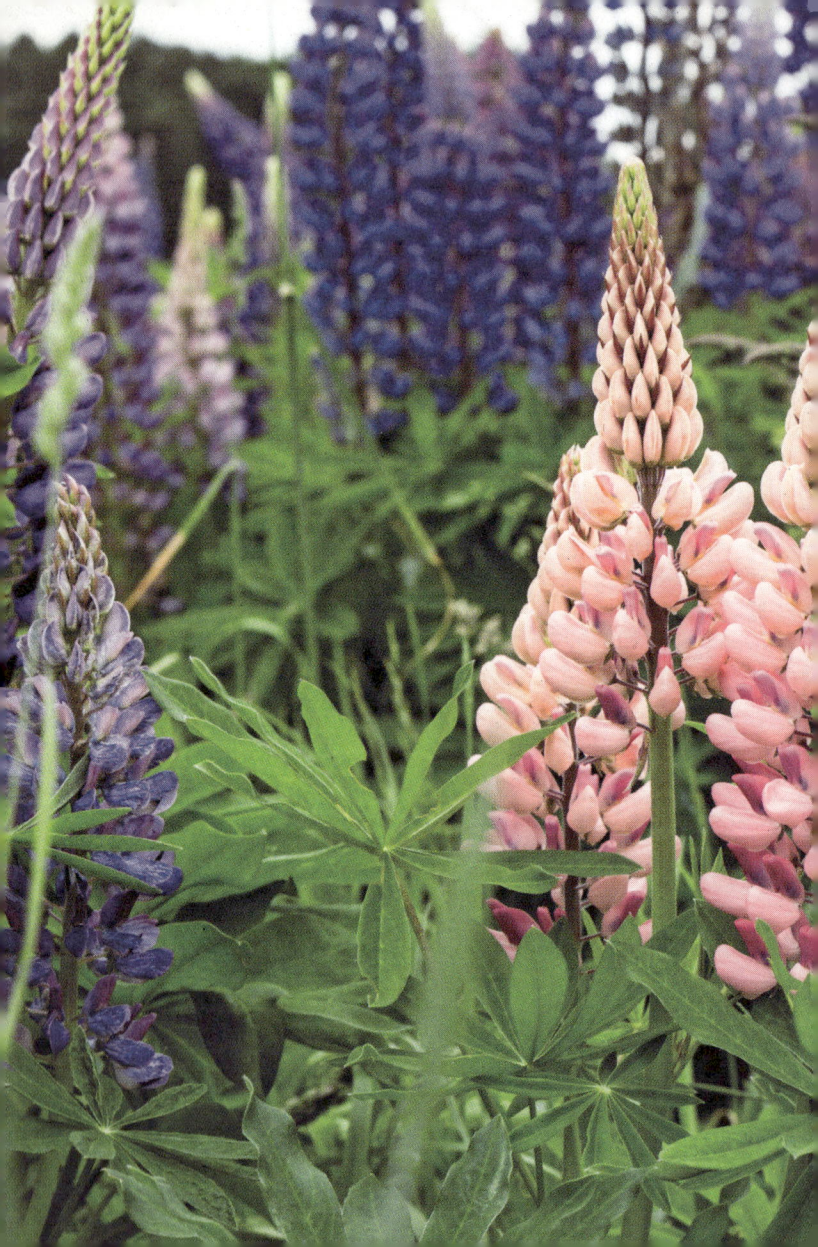

Kleine
Lupinen-Kunde

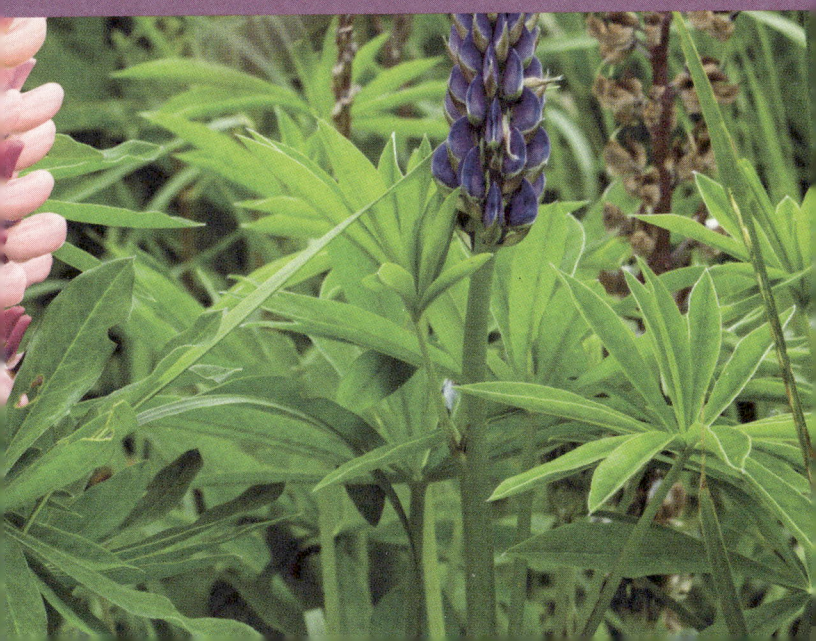

Lupinen botanisch und historisch

Lupinen sind schöne Pflanzen mit prächtigen bunten Blütenständen; botanisch gehören sie genau wie Bohnen, Erbsen oder Kichererbsen zu den Leguminosen. In den tropischen bis subtropischen Breiten der Neuen Welt sind sie mit Hunderten von Arten vertreten, während die im mediterranen Raum heimischen afrikanischen und europäischen Lupinen kaum ein Dutzend Spezies umfassen.

Die reinen Wildformen sind aufgrund des hohen Anteils an bitteren Alkaloiden gesundheitsschädlich bis giftig. Dass man die Pflanzen zu Recht für gefährlich hielt, erkennt man an ihren Namen: Das alte Wort *Wolfsbohne* entspricht der botanischen Bezeichnung *Lupinus*, das vom lateinischen *lupus* für Wolf kommt. Tatsächlich erinnern Lupinenhülsen mit ihrer bräunlich-grauen Behaarung ein wenig an das zottige Fell eines Wolfs.

Doch als Pflanzen mit hohem Nährwert, vor allem mit einem beachtlichen Proteingehalt, die überdies höchst pflegeleicht sind und für natürliche Düngung sorgen (→ auch Seite 12 f.), wurden bestimmte Lupinenarten bereits im antiken Griechenland, im Römischen Reich und etwa um die erste Jahrtausendwende auch in Ägypten kultiviert. »Sie ist die einzige Pflanze, die auf ungepflügten Böden gesät wird«, heißt es beim römischen Naturforscher Plinius (23–79 n. Chr.). »Sie braucht den Mist so wenig, dass sie selbst den besten darstellt«, erklärte Plinius und resümierte: »Keine Pflanze verursacht weniger Kosten.« Sein Zeitgenosse Columella, Agrarwissenschaftler und experimentierender Landwirt, erwähnte in seinen Schriften über Landwirtschaft und Gartenbau, dass Lupinen erst durch Einweichen und Kochen genießbar würden.

Nahrung für Notzeiten

Während Plinius allgemein feststellte, dass Lupinen Mensch und Tier ernährten, präzisierte Columella: »Gekocht und eingeweicht ernährt sie im Winter das Vieh vortrefflich; auch den Menschen schützt sie auf angenehme Weise vor dem Hunger, wenn Jahre der Missernte auftreten.« Das heißt, damals waren Lupinen nicht Grundnahrungsmittel wie Getreide oder Ackerbohnen, sondern nur Notration in Hungerzeiten. Denn obwohl es schon gelungen war, durch Auslese »süßere« Lupinen mit geringerem Alkaloidgehalt zu züchten, mussten die Samen, um genießbar zu sein, erst durch mehrmaliges Wässern und durch Kochen von den restlichen unverträglichen Inhaltsstoffen befreit werden. Das galt übrigens auch für die Lupinenarten der Neuen Welt, die, wie der adlige Peruaner El Inca Garcilaso de la Vega (1539–1616) schrieb, etwas größer und weißer waren als die spanischen Arten und ebenfalls durch langwierige Vorbehandlung genießbar gemacht wurden. Bereits in prähistorischer Zeit hatten sich indigene Andenvölker bemüht, essbare Lupinen zu züchten. Das allerdings misslang, weil es sich, so der Pflanzengenetiker Professor Heinz Brücher, beim »Alkaloidfaktor nicht um ein visuell zugängliches Merkmal handelte«. Denn rein optisch ließen sich Pflanzen, Blüten und Samen von alkaloid- haltigen Lupinen und Süßlupinen nicht voneinander unterscheiden, während man die neuen Züchtungen einjähriger Zierlupinen leicht an Größe und Form der Samen erkennen kann (→ Seite 14).

Seit Ende der 1920er-Jahre gelang es, Lupinenarten zu züchten, die kaum Bitterstoffe und Alkaloide enthalten – zunächst nur weiße und gelbe, seit 1997 auch blaue Süßlupinen mit einem sehr beachtlichen Eiweißgehalt von 40 bis 45 Prozent.

Gelbe Süßlupinen werden genau wie andere Feldfrüchte angebaut.

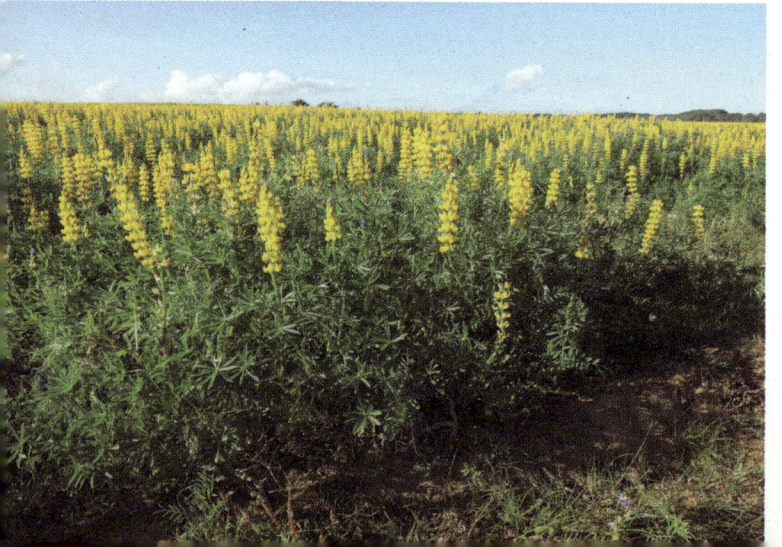

Alkaloide und Bitterstoffe

Beide Substanzen dienen als Schutz- und Warnstoffe; sie konzentrieren sich in den Geweben, die für Überleben und Vermehrung notwendig sind, also vor allem in Blättern, Wurzeln und Samen. Da gerade diese Teile der Pflanze auch voller Nährstoffe stecken, sind sie bei Mensch und Tier selbstverständlich höchst begehrt. Mutter Natur schützt nun die Pflanze durch unverträgliche bis giftige Alkaloide, kombiniert sie aber mit bestimmten Bitterstoffen, denn Fressfeinde sollen ja nicht getötet, sondern nur abgeschreckt werden: Die Wahrnehmung von Bitterem ist nämlich ein wichtiger Schutzmechanismus vor giftiger Nahrung. Bitteres regt zudem die Speichelproduktion an, damit wir das mögliche Gift ausspucken. Und Speichelentwicklung wiederum lässt den Magensaft reichlicher fließen, wobei die Magensäure als Barriere gegen Giftstoffe dient. So fördert Bitteres generell die Verdauung, weil es neben Speichel und Magensaft auch die Galle reichlicher fließen lässt. Aufgrund ihrer starken biologischen Wirkung nutzt man Alkaloide sowohl in der Schulmedizin als auch in der Naturheilkunde. Denn zu den Fressfeinden im weitesten Sinn zählen ja auch Bakterien, Viren und Pilze, die man mit Alkaloiden bekämpfen kann. Bekanntes Beispiel ist Chinin, ein Alkaloid, das den Stoffwechsel des Malariaerregers hemmt. Spartein, ein Alkaloid aus Lupinen und anderen Hülsenfrüchten, wird bei der Behandlung von Herzrhythmusstörungen eingesetzt.

Eine Pflanze für den Klimaschutz

Süßlupinen sind heimische Pflanzen und werden mittlerweile in ganz Deutschland nicht nur als Nischenprodukt, sondern als Kulturpflanzen für wirtschaftliche Nutzung angebaut. Das hat eine Reihe von Vorteilen: Als Hülsenfrüchte (Leguminosen), wie auch Erbsen und Ackerbohnen, gedeihen Lupinen ganz ohne zusätzlichen Stickstoffdünger, weil sie Dünger mithilfe bestimmter Bakterien selbst produzieren. So sichern Lupinen Stickstoff erstens für das eigene Wachstum und reichern zweitens den Boden damit an. Deshalb dienen sie drittens als sogenannte Vorfrucht für den folgenden Anbau zum Beispiel von Getreide oder Gemüse. Das nutzt vor allem die ökologische Landwirtschaft, bei der es ja unter anderem um nachhaltigen, schonenden Anbau geht: Durch diesen natürlichen Kreislauf werden zusätzliche Düngergaben überflüssig. Und je weniger stickstoffhaltiger Dünger ausgebracht werden muss, um die Nahrungs- und Futtermittelversorgung zu sichern, desto weniger klimaschädliches Lachgas entsteht. Zudem zählt die industrielle Produktion von Stickstoff zu den besonders energieaufwendigen Verfahren.

Bei der Sortenwahl richtet man sich nach Klima und Bodenbeschaffenheit: Weiße Süßlupinen wachsen dort am besten, wo auch Weizen gedeiht, gelbe Lupinen gleichen in ihren Ansprüchen dem Roggen, während blaue Lupinen zwar Regionen mit Gerstenanbau bevorzugen, doch in fast allen Anbaugebieten wachsen. Die Sorten der blauen Süßlupine, die seit etwa 20 Jahren auf dem Markt sind, bringen die höchsten Erträge und enthalten besonders viel und sehr hochwertiges Eiweiß.

Ackerbau statt Viehzucht

Für Klimaschutz und Gesundheitsvorsorge ist der Anbau proteinreicher Pflanzen wünschenswert. So könnten der Fleischverbrauch gesenkt, die Nutztierhaltung verringert, die Emissionen reduziert und eine Reihe ernährungsbedingter Krankheiten vermieden werden: Ein hoher Konsum von tierischem Eiweiß schadet dem Organismus, weil er zur Übersäuerung beiträgt (→ auch Seite 18 ff.). Nun fördert die EU zwar seit einigen Jahren den Anbau heimischer Leguminosen, allerdings nicht in erster Linie für die menschliche Ernährung, sondern als Futtermittel, vorwiegend also in der Massentierhaltung. Für die Milchkuhfütterung werden bis zu 4 Kilogramm pro Tier und Tag verbraucht, bei der Rindermast sind es bis zu 2,5 Kilogramm. In der Schweine- und Geflügel- mast können Lupinen bis zu 20 Prozent der Futtermi- schung ausmachen. Die bisherige Sojafütterung in der EU, die zwischen drei und vier Millionen Tonnen Soja- bohnen und bei etwa zwei Millionen Tonnen Sojaschrot pro Jahr liegt, soll durch Lupineneiweiß ersetzt werden. Das nützt zweifellos dem Regenwald, löst jedoch nicht die Probleme, die uns eine überbordende Nutztierhal- tung beschert.

Süßlupinen lieber kaufen

Gartenlupinen und Süßlupinen sind unterschiedliche Arten der Lupinenpflanze *(Lupinus L.)*. Das erkennen Sie leicht an den Samen: klein wie Artischockensamen die einen, groß wie Dicke Bohnen die anderen. Natürlich bilden auch die bunten Blütenstände der Zierlupinen reichlich Samen. Doch essen kann man sie nicht, weil sie, genau wie die Wildformen der Lupine, reichlich Lupanin enthalten, eine bittere und gesundheitsschädliche Substanz aus der Gruppe der Alkaloide (→ auch Seite 11). Nur die Samen der gelben, weißen oder blauen Süßlupinen sind durch Züchtung weitgehend frei von schädlichen Alkaloiden und deshalb hochwertige Lebensmittel. Vom Eigenanbau im Gemüsegarten aber rate ich ab. Zwar lockern die Pflanzen den Boden und sorgen für natürliche Stickstoffdüngung, die den nachfolgenden Gemüsekulturen zugutekommt. Doch Lupinen wurzeln sehr tief, und die Hauptwurzel ist so kräftig, dass sie sogar Bodenverdichtungen bis in tiefere Schichten durchdringen kann. Für die Sanierung landwirtschaftlicher Flächen, die durch Intensivanbau und schwere Maschinen geschädigt sind, ist das überaus nützlich, im Hausgarten jedoch eher lästig. Meine Experimente mit Lupinenanbau zur Bodenverbesserung und für die Samenernte sind gründlich misslungen: Drei Jahre in Folge musste tief umgegraben werden, um Platz für Folgekulturen zu schaffen. Große Lupinenfelder dagegen kann man pflügen, sodass das Wurzelwerk zerkleinert wird und es den Boden durch die so entstehende Biomasse gleichmäßig düngt. Deshalb mein Rat: Bauen Sie Zierlupinen als wunderschöne Farbtupfer und Nahrung von Insekten an. Essbare Lupinensamen aber besorgen Sie besser in Bioläden und Onlineshops.

Blumenlupinen anbauen

Mit dem Anbau von Blumenlupinen im Garten nützen wir der Umwelt und leisten unseren Beitrag zur natürlichen Schädlingsbekämpfung. Denn wie alle Schmetterlingsblütler sind Lupinen beliebter Futterplatz für nützliche Insekten, der ihnen Nektar und Pollen bietet: Bienen, Hummeln, Schwebfliegen und Schmetterlinge zählen zu den wichtigen Bestäubern, die Larven von Florfliegen vertilgen Blattläuse. Und seit in ländlichen Regionen ausgedehnte Wiesenflächen mit einer Vielfalt an blühenden Pflanzen immer seltener werden, weil man Platz für Monokulturen mit sogenannten Energiepflanzen, für Solarstromgewinnung und Windkraft braucht, sind Naturgärten seltener denn je.

Blumenlupinen sind eine ausgezeichnete Bienenweide.

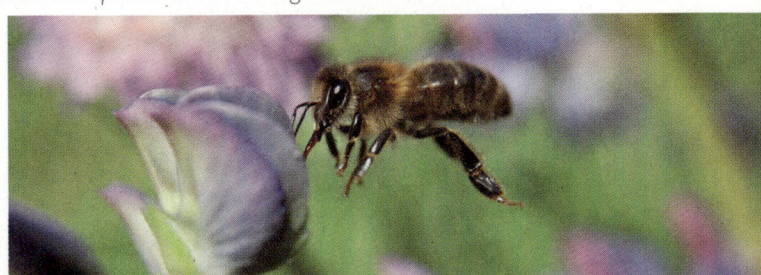

Was in Lupinen steckt

Die hübschen Blumen haben eine ganze Reihe wertvoller Inhaltsstoffe zu bieten – ein großer Gewinn für eine gesunde Ernährung.

Jede Menge Eiweiß

Ein echtes Plus ist der hohe Proteingehalt von Lupinenkernen, der pflanzliche Lebensmittel allgemein und sogar andere Hülsenfrüchte übertrifft: Mit einem Eiweißanteil zwischen 36 und 48 Prozent enthalten die Samen alle lebenswichtigen Aminosäuren, darunter vor allem Lysin, das in Pflanzen sonst nur wenig vorkommt; Lysin ist wesentlicher Bestandteil von Kollagen, das unser Bindegewebe festigt. Studien haben auch gezeigt, dass Lupinenprotein den Cholesterinspiegel im Blut senken kann. Und weil man mit Lupinenmehl zum Backen Eier einsparen oder sogar ersetzen kann (→ auch Seite 30 f.), eignet es sich zur Vorbeugung von Arteriosklerose. Denn verzichten können wir auf Eiweiß ja nicht: Unser Organismus braucht laufend Eiweiß, weil Proteine die Struktur unserer Zellen bilden; sie sind an Aufbau und Erhaltung der Körpermasse beteiligt, bilden Gerüstsubstanzen in Knochen, Sehnen und Knorpeln. Alle Enzyme und viele Hormone werden aus Eiweiß aufgebaut. Eiweiß ist zudem unser bester und effektivster Brennstoff: Die Verdauung von Protein kostet mehr Energie als die von anderen Nährstoffen: Etwa 25 Prozent der zugeführten

INFO

NÄHRSTOFFDICHT = GESUND

Lupinenkerne sind äußerst nährstoffdichte Samen, und mit solch nährstoffdichten Lebensmitteln als Hauptbestandteil unserer Ernährung senken wir Gesundheitsrisiken. Denn es sind Lebensmittel mit wenig, doch wertvollem Fett, mit hochwertigem Eiweiß, vielen Ballaststoffen, wichtigen Mikronährstoffen und Bioaktivstoffen. Nährstoffarme Produkte – fette Wurstwaren, Weißmehlprodukte, Süßigkeiten und süße Getränke – enthalten diese Substanzen nicht oder in so geringem Maß, dass sie für eine gesunde Ernährung keine Rolle spielen. Sie tragen nur zu einem schädlichen Überangebot von Nahrungsmitteln bei, die unsere Gesundheit ebenso gefährden wie die Umwelt. So erkranken Menschen in den Industrienationen immer häufiger an Krebs, Herz- und Kreislaufleiden. Erhöhte Blutfettwerte und Bluthochdruck machen Probleme, Übergewicht und Diabetes entwickeln sich zu regelrechten Volkskrankheiten.

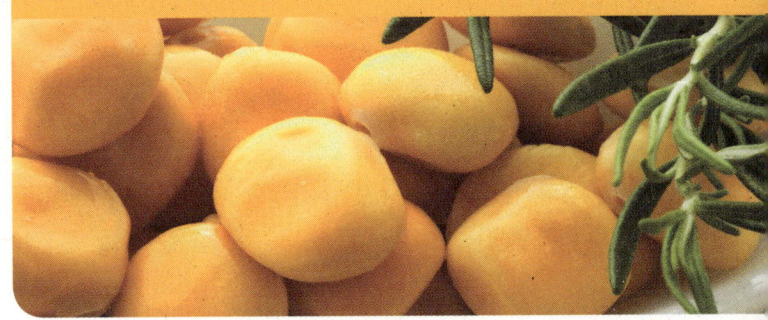

Eiweißkalorien braucht der Körper allein für deren Verbrennung. Bei Kohlenhydraten sind es bis zu 15 Prozent, bei Fett weniger als drei Prozent. Eiweiß verwertet man also am gründlichsten und zwar mit dem höchsten Energieaufwand. Kurz: Proteine spielen bei all unseren Lebensvorgängen eine wesentliche Rolle.

Nun ist ausreichende Proteinversorgung in den Industrienationen überhaupt kein Problem, im Gegenteil: Die meisten Menschen nehmen gewöhnlich so viel (tierisches) Eiweiß auf, dass Experten schon seit geraumer Zeit vor dieser regelrechten »Eiweißmast« warnen, weil sie nicht nur den Säure-Basen-Haushalt stört (→ Seite 19 f.), sondern auch vielfältige Gesundheitsrisiken birgt. Die Alternative sind pflanzliche Eiweißquellen, deren Proteingehalt im gesunden Rahmen liegt. Zudem ist die Bioverfügbarkeit geringer, sodass wir mit Pflanzeneiweiß unser Soll erfüllen, ohne das Limit zu überschreiten.

Eine gute Basenquelle

Als pflanzliche Eiweißquellen spielen Lupinen eine wesentliche Rolle bei der Regulierung des Säure-Basen-Haushalts. Denn trotz ihres hohen Proteingehalts liefern sie nur etwa halb so viel Methionin und Cystein wie Fleisch, Fisch und Eier. Diese schwefelhaltigen Aminosäuren (PRAL von *potential renal acid load*) gelten als die Säurebildner im Organismus.

Zudem sind pflanzliche Lebensmittel reich an organischer Zitronensäure, die – das klingt nur scheinbar widersprüchlich – genau wie Milchsäure und Essigsäure zu den Basenbildnern gehört. Denn diese Säuren nutzt der Stoffwechsel zum Beispiel für den Energiehaushalt. Sie werden dann in der Leber abgebaut und schließlich als Kohlendioxid über die Lunge ausgeatmet. Anders verläuft dies bei anorganischen Säuren: Phosphorsäure in Fleisch, Wurst, Schinken oder Milch kann der Organismus so nicht abbauen; sie muss über die Nieren ausgeschieden werden.

Pflanzliche Lebensmittel tragen auch ganz entscheidend zur Entlastung der Leber bei, was ebenfalls positiv auf den Säure-Basen-Haushalt wirkt. Denn während Ballaststoffreiches wie Hülsenfrüchte, Vollkornprodukte, Gemüse und Obst für eine gesunde Darmflora sorgt, fördert viel tierisches Protein die Fäulnisbildung im Darm. Dabei entsteht Ammoniak, ein Gas, das den Säureabbau in der Leber blockiert.

Sauer macht gar nicht lustig

Einseitige und falsche Ernährungsgewohnheiten mit einem hohen Konsum an tierischen Lebensmitteln, Weißmehlprodukten, Süßigkeiten, zuckerhaltigen und/oder alkoholischen Getränken können zu einer Übersäuerung des Organismus führen. Die Folge sind Stoffwechselstörungen, die wiederum der Gesundheit schaden. Für einen ausgewogenen Säure-Basen-Haushalt ist vorwiegend vegetarische Ernährung mit einem hohen Anteil an pflanzlichen Proteinen und mit Ballaststoffen

am besten. Bei dieser Ernährungsweise ist auch die
Gefahr einer altersbedingten verminderten Nierenfunktion nahezu ausgeschlossen.

Für Ballast ist gesorgt

Lupinensamen enthalten etwa 15 Prozent Ballaststoffe.
Zum Vergleich hier ein paar andere vollwertige Lebensmittel, die wegen ihres hohen Gesundheitswerts empfohlen werden: Topinambur liefert knapp zwölf, Sauerkraut knapp drei, getrocknete Feigen knapp sieben und
Leinsamen ganze 24 Prozent Ballaststoffe. Nur: Lupinenkerne sind aufgrund ihres moderaten Fettanteils von
maximal sieben Prozent weitaus »schlanker« als Leinsaat
mit 31 Prozent Fett und eignen sich deshalb als ballaststoffreiches Hauptnahrungsmittel, während Leinsaat
vorwiegend zu Prävention und Heilung von Magen- und
Darmbeschwerden dient.

Aus zahlreichen Studien wissen wir, dass Pflanzen, als
Grundlage unserer Ernährung, den Blutdruck senken,
Herzerkrankungen, Diabetes, Übergewicht und Insulinresistenz vorbeugen, das Demenz- und Krebsrisiko
verringern und generell das Immunsystem unterstützen.
Ballaststoffe spielen eine wesentliche Rolle bei diesem
Plus für Gesundheit und Wohlbefinden: Sie sättigen und
liefern dabei nur Minimengen an Energie – gut für die
lebenslange schlanke Linie. Sie erhöhen das Volumen
der Nahrung im Darm, machen sie weicher und senken
so den Druck im Innern des Verdauungstraktes: Präven-

tion gegen Verstopfung und Divertikulose. Sie binden Stoffwechselprodukte, die entsorgt werden sollten, sobald sie ihre Funktion erfüllt haben. Überschüssiges Cholesterin und sekundäre Gallensäuren werden rascher ausgeschieden, und das beugt Fettstoffwechselstörungen vor. Schließlich profitiert unser Immunsystem von jedem pflanzlichen Lebensmittel, das viele Ballaststoffe enthält: Die für uns lebenswichtigen Bakterien im Dickdarm ernähren sich von Ballaststoffen, gewinnen dadurch Energie und vermehren sich. Dabei entstehen bestimmte Fettsäuren, die entzündungs- und krebshemmend wirken. Denn diese Fettsäuren verzögern die Vermehrung von Tumorzellen, hindern sie an der Verbreitung und wirken so gegen Metastasenbildung. Zudem unterstützen sie den programmierten Zelltod, mit dem unser Organismus sich gegen schädliche Zellen wehrt und sie vernichtet.

Günstige Mineralstoffbilanz

Zweifellos ist die Fünf-am-Tag-Regel der Deutschen Gesellschaft für Ernährung (DGE) die beste und einfachste Methode, regelmäßig die Mineralstoffe aufzunehmen, die wir für Stoffwechselvorgänge und Zellerneuerung brauchen. Denn mit fünf Portionen pflanzlichen Lebensmitteln pro Tag reduzieren wir ganz nebenbei den Anteil tierischer Produkte, weil wir mit Gemüse, Salat, Hülsenfrüchten, Getreide, Kräutern, Kartoffeln und Obst das Nahrungsvolumen erhöhen und überdies für die gesunde Mischung sorgen, die uns von Experten seit Jahren empfohlen wird. Deshalb warnen sie auch vor Fast Food, Fertiggerichten, Weißmehlgebäck und fett- und zuckerreichen Produkten: Diese heute leider so weit verbreitete Form der Ernährung stört das Natrium-Kalium-Verhältnis, und die Folgen können Bluthochdruck und Herzrhythmusstörungen sein. Zudem führt diese Kost in Verbindung mit Stress und Bewegungsarmut zu einem Überschuss an Säurebildnern, was zur Dauerbelastung der Nieren und zur vorzeitigen Alterung der Zellen führen kann.

TIPP

Als Faustregel gilt: Pflanzen liefern reichlich Kalium für Herz und Blutdruck, Magnesium für Muskeln und Nerven, während tierische Produkte reich an Natrium sind, ein Mineralstoff, der im Übermaß schaden kann.

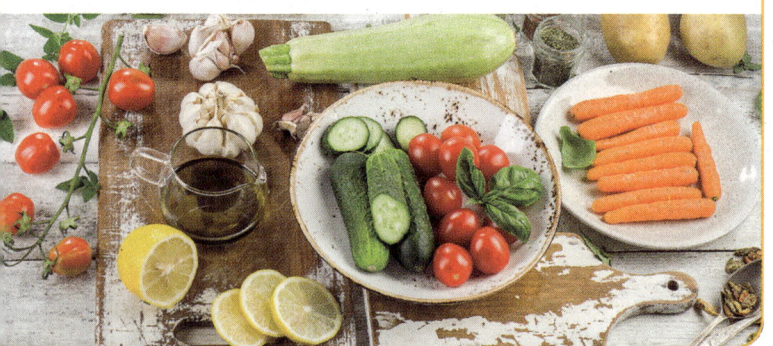

Stärke fürs Immunsystem

Lupinen enthalten beachtliche Mengen an Bioaktivstoffen und unterstützen so unsere natürlichen Abwehr-
kräfte: Vitamin E agiert als Zellschutz, indem es verhin-
dert, dass sich im Körper eine kritische Menge aggres-
siver Sauerstoffverbindungen bildet. Deshalb gilt dieses
Vitamin auch als wirksames Antikanzerogen. Außerdem
ist es offenbar ein Anti-Aging-Vitamin, weil es die kogni-
tiven Fähigkeiten im Alter erhält: Eine Studie des Rush
University Media Centers in Chicago belegt eine Verjün-
gung der Gedächtnisleistung um ganze fünf Jahre.
Isoflavone mit ihren hormonähnlichen Wirkungen
(→ Seite 24) zählen ebenfalls zu den wichtigen Antikan-
zerogenen: In Tumoren hemmen sie sowohl die Akti-
vität von Enzymen als auch das Wachstum von Zellen
und Blutgefäßen. Eine Reihe von Experimenten konnte
zeigen, dass Isoflavone auch bösartige Veränderungen
der Prostata unterdrücken können. Zudem wirken sie
offenbar günstig auf den Cholesterinstoffwechsel, indem
sie die körpereigene Cholesterinsynthese bremsen.
Lupinenalkaloide wiederum helfen bei der Freisetzung
von Insulin und können so das Diabetesrisiko senken.

Hormonersatz für Frauen

Viele Frauen leiden stark unter den Wechseljahren.
Hitzewallungen, Stimmungsschwankungen und Kreis-
laufprobleme sind die Begleiterscheinungen einer tief
greifenden hormonellen Umstellung, wenn der Körper

TIPP

Auch bei pflanzlichen Östrogenpräparaten können (schädliche) Nebenwirkungen auftreten. Deshalb dürfen Sie Phytoöstrogene in Arzneiform nur nach Absprache mit Ihrer Ärztin einnehmen. Und bedenken Sie: Eine gesunde, abwechslungsreiche Ernährung macht Medikamente sehr oft überflüssig.

mit Beginn der Menopause die Östrogenproduktion in den Eierstöcken drosselt. Allerdings weiß man seit Jahren, dass sowohl Vegetarierinnen als auch Frauen in Ostasien in dieser Lebensphase fast beschwerdefrei bleiben. Ursache sind Phytoöstrogene, eine Gruppe von Bioaktivstoffen, die in verschiedenen Pflanzen vorkommen. Zu diesen Phytoöstrogenen zählen Isoflavone in Hülsenfrüchten, Lignane in Getreide, Gemüse, Obst und Samen wie Sonnenblumenkerne, Sesam oder Oliven. Alle diese Lebensmittel stehen bei vegetarischer Ernährung regelmäßig auf dem Speisezettel; in Ostasien gehören Tofu und andere Sojaprodukte zu den Grundnahrungsmitteln, bei uns werden Lupinen immer beliebter.

Da nun Phytoöstrogene eine ähnliche Struktur aufweisen wie unsere menschlichen Östrogene, können sie über komplexe körpereigene Mechanismen den Hormonhaushalt positiv beeinflussen. Der entscheidende Vorteil dabei: Sie schonen die Leber und können sogar Auslöser für Gebärmutter- und Brustkrebs blockieren.

Worauf man achten muss

Allergien und Nahrungsmittelunverträglichkeiten nehmen stetig zu, und die Wissenschaft ist sich über die Ursachen noch nicht einig. In der Diskussion sind hochgezüchtete Pflanzen und verstärkter Pestizideinsatz, Globalisierung der Ernährung und unser Bestreben nach höchstmöglicher Hygiene. Vermutlich spielen alle diese Faktoren eine Rolle. Und ganz sicher sind wir ständig auf der Suche nach Nahrungsmitteln, die gut schmecken, gesund sind, Superfood-Potenzial haben und deren Genuss uns keinerlei Probleme macht. Zu viel verlangt? Leider ja, denn seit Langem wissen wir, dass vor allem gesunde Lebensmittel als starke Allergieauslöser wirken und/oder bei empfindlichen Menschen allergieähnliche Symptome auslösen können: Sellerie, Paprikaschoten und Erdnüsse zum Beispiel sind hochallergen. Spargel und Rhabarber erhöhen den Harnsäurespiegel, was zu einem Gichtanfall oder Hautreizungen bis hin zu Nesselsucht führen kann. Sauerkraut, Tomaten, Spinat und Erdbeeren enthalten Histamine, und wer an einem Mangel an einem bestimmten Enzym leidet, kann auf solche Lebensmittel mit Migräne, Atembeschwerden, Übelkeit und Schwindelgefühlen reagieren.

Samen mit Allergiepotenzial

Auch Lupinenkerne zählen wie alle anderen Hülsenfrüchte zu den zwar gesunden, doch potenziell problematischen Lebensmitteln. Ihr Allergiepotenzial ist zwar etwas geringer als das von Sojabohnen, doch besonders heftig reagieren Erdnussallergiker auf Lupinenprodukte. Zudem beobachtet man umso mehr Unverträglichkeiten, je mehr Backwaren neben Getreidemehl auch Lupinenmehl enthalten. Andererseits ist glutenfreies Lupinenmehl zum Binden von Saucen und Suppen oder für flaches Gebäck natürlich eine gute Wahl, wenn man an Zöliakie oder Weizenallergie leidet. Und wer zu Gicht oder Rheuma neigt, verträgt purinarme Lupinen meist viel besser als Bohnen oder Erbsen.

Bei vernünftiger Ernährung können Sie Risiken vermeiden, indem Sie grundsätzlich auf eine gesunde Mischung achten: Essen Sie nicht ausschließlich Lupinen anstelle von anderen Hülsenfrüchten, Lupineneis anstelle von Milch- oder Fruchteis oder Lupinentempeh anstelle von Sojatempeh oder Tofu. Decken Sie Ihren Eiweißbedarf nicht nur mit Lupinenprodukten, und backen Sie nicht nur mit Lupinenmehl anstelle von Eiern und Getreide.

GANZ HARMLOS

INFO

Lektine, bestimmte Proteinverbindungen, die biochemische Reaktionen bis zu Vergiftungen auslösen können, sind in Lupinen zwar enthalten, aber vollkommen ungefährlich, wenn man Lupinenkerne nur gegart isst.

Aus der Küchenpraxis

Lupinen und alle Lebensmittel, die damit hergestellt werden, sind noch nicht so leicht zu bekommen wie andere Hülsenfrüchte oder Sojaprodukte. Nur Mehl und Schrot aus Lupinen gibt es sogar schon in den Bioregalen großer Supermärkte, während ich bei Lupinenflocken, getrockneten und eingelegten Lupinenkernen sowie Lupinentempeh weder in Naturkostläden, Reformhäusern oder großen Biosupermärkten fündig geworden bin. Auch Joghurt, Eis und Drinks aus Lupinen muss man suchen. Deshalb mein Rat: Sie finden inzwischen Online-Shops, die sich auf Lupinen spezialisiert haben und die Produkte einzeln, manchmal auch gemischt als »Kit« zum Ausprobieren verschicken. Und je mehr Nachfrage, desto größer das Angebot – Lupinen sind ja ebenso wenig bloßes Trendprodukt wie Soja und gewinnen als pflanzliche und überdies heimische Eiweißquelle zunehmend an Bedeutung.

✿ Lupinenkerne gibt es getrocknet wie Bohnen, Linsen oder Erbsen und gegart, in Salzlake eingelegt. Getrocknet werden sie wie getrocknete Bohnenkerne mindestens 8 Stunden in kaltem Wasser eingeweicht, dann abgegossen und mit frischem Wasser bedeckt etwa 1 Stunde gegart, bis sie bissfest sind. Lupinenkerne in Salzlake können Sie gleich verwenden (→ Rezept Seite 90) oder ebenfalls garen (→ Rezept Seite 42).

✿ Lupinenflocken erinnern an Haferflocken und werden auch so verwendet: Fürs Müsli lässt man sie über Nacht in Flüssigkeit quellen oder röstet sie in einer Pfanne ohne weitere Fettzugabe. Im Teig für Kuchen, Waffeln oder Muffins mischt man sie mit den anderen trockenen Zutaten wie Mehl, Nüssen und Schokolade.

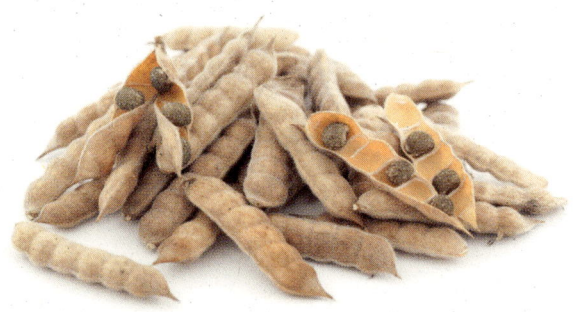

✿ Lupinenschrot ist besonders rasch und einfach zu verarbeiten: Vorab auf einem Sieb mit heißem Wasser gründlich abspülen und dann in der Suppe, im Eintopf oder mit geschmortem Gemüse garen – Rezepte dazu finden Sie ab Seite 35. Wenn Sie das Schrot lieber geröstet mögen, übergießen Sie es zuerst in einem Schälchen oder einer Schüssel mit so viel frisch aufgekochtem Wasser, dass es gut davon bedeckt ist. Dann etwa 15 Minuten ziehen lassen, auf ein Sieb abgießen, noch mal mit kaltem Wasser abspülen und gut abtropfen lassen. Nun können Sie es in Öl oder Butter rösten und dann zum Beispiel wie Semmelbrösel als Topping auf

Gemüse anrichten oder wie Bulgur oder Couscous unter Salat mischen. Geröstetes Lupinenschrot schmeckt auch gut als Brotaufstrich, wenn Sie es mit beliebigem gedünstetem Gemüse pürieren; selbstverständlich eignen sich dazu auch Reste von Gemüse, die Sie fantasievoll verwerten wollen.

✺ Lupinentempeh ist ein Produkt aus Lupinenkernen, das wie Tofu gepresst und wie Sojatempeh fermentiert wird. Tempeh ist fest im Biss, schmeckt am besten gebraten und eignet sich zum Beispiel als Füllung für Wraps, als Burger oder als Topping für Salate.

✺ Lupinenmehl nimmt man für süßes und herzhaftes Gebäck, für Pfannkuchen und Waffeln, zum Binden von Suppen und Saucen. In flachen Blechkuchen, Waffeln, Pfannkuchen und Keksen können Sie damit sogar herkömmliches Mehl und Eier ersetzen. Lockere, hohe Kuchen und Torten aus Rührteig oder Biskuitteig gelingen mit Eiern, Lupinenmehl und nach Wunsch noch anderen glutenfreien Zutaten wie fein geriebenen Mandeln, Nüssen und Schokolade. Auch Apfelmus, Püree von Bananen (→ Rezept Seite 104) oder Esskastanien machen den Kuchenteig locker. Lupinenmehl können Sie für Rührkuchen auch anstelle von Eiern nehmen (→ Seite 30 f.), müssen es dann aber noch mit Weizen- oder Dinkelmehl mischen. Wer ganz auf tierisches Eiweiß und Gluten verzichten will oder muss, braucht

eine glutenfreie Spezialbackmischung, die man mit
Lupinenmehl ergänzt.

❀ Eiscreme, Joghurt, Milch und Kaffee aus Lupinen
besorgt man sich am einfachsten über Onlineshops,
denn wer, wie ich, auf dem Land wohnt, müsste sonst
darauf verzichten. Man verwendet sie genauso wie die
herkömmlichen Produkte. Lupinenkaffee gilt als besonders bekömmlich, weil er weniger Reizstoffe enthalten
soll. Bedenken Sie bitte bei all diesen Produkten, dass
sie nicht mehr pur, sondern mehr oder weniger stark
verarbeitet sind. So enthält Lupinenmilch zum Beispiel
Kokosfett, Zucker, Emulgatoren und Säureregulatoren.

❀ Lupinenprodukte als Fleischersatz, wie Geschnet-
zeltes, Würstchen oder Schnitzel aus dem (Bio-)Super-
markt, kommen in diesem Buch nicht vor. Denn für
Fertiggerichte brauchen Sie ja kein Kochbuch.

Eier durch Lupinen ersetzen

Lupinenmehl und Flocken färben alle Gerichte so appe-
titlich goldgelb wie Eier und geben Suppen und Saucen,
Cremes und Pudding Bindung. Denn genau wie Eigelb
enthalten auch Lupinen Lecithine, Substanzen, die sich
sowohl mit Fett als auch mit Wasser verbinden, obwohl
diese beiden Stoffe ja natürlicherweise getrennt sind: Öl
schwimmt bekanntlich auf Wasser. Nur mithilfe von Leci-
thinen bilden Wasser und Fett eine Emulsion. Denken

Sie an Mayonnaise: Wenn Sie ein Ei, das unter anderem Wasser, Fett und Lecithine enthält, nach und nach mit Öl verrühren, entsteht eine cremige, stabile Masse. Als vegane Variante können Sie Lupinenaufstrich aus Schrot, Wasser und Öl zubereiten (→ Rezept Seite 82).

Beim eifreien Backen mit Lupinenmehl brauchen Sie mehr Flüssigkeit, weil ein Ei zu etwa 70 Prozent aus Wasser besteht, und das muss man zusätzlich unter den Teig mischen; die exakten Mengenangaben finden Sie in den Rezepten. Am besten gelingen Hefegebäck, Waffeln, Blechkuchen, Mürbeteig und Pfannkuchen mit Lupinenmehl anstelle von Eiern. Muffins, Guglhupf und Obstkuchen werden etwas kompakter als Kuchenteig mit Eiern, aber wunderbar saftig und schmecken sehr gut. Nur Biskuit können Sie ohne Eier nicht backen, denn hier geht es nicht nur um Lecithine, sondern auch um den Eischnee, der den Teig lockert.

Glatt geknetet mit Lupinenmehl: Mürbeteig

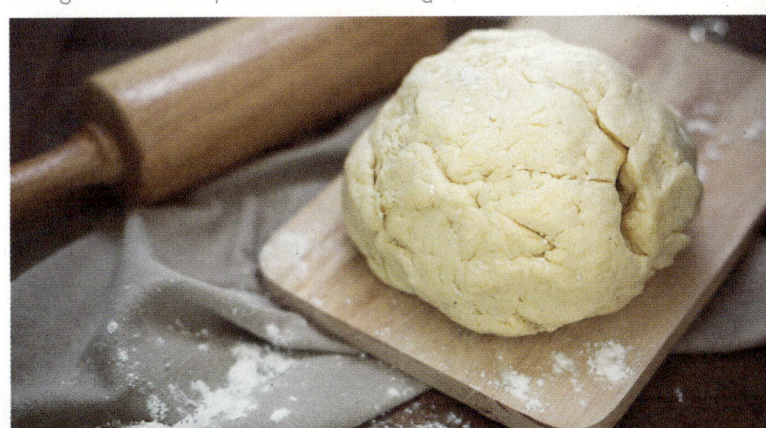

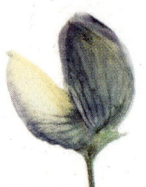

Zehn Tipps zu Lupinen

1 Ungenießbare Gartenlupinen und essbare Süß-lupinen sind zwei unterschiedliche Pflanzen.

2 Kaufen Sie Süßlupinen(-Produkte) am besten aus Ökoanbau. Denn aufgrund der fehlenden bitteren Alkaloide sind die Pflanzen anfälliger für Schädlinge und werden im konventionellen Anbau häufig mit Pestiziden behandelt.

3 Lupinen sind Hülsenfrüchte, die man nicht roh essen sollte. Halten Sie sich deshalb bitte an die Rezepte, in denen auch die Vorbereitung von Schrot und Flocken beschrieben ist.

4 Als Hülsenfrüchte sind Lupinen frei von Gluten; das Mehl eignet sich sehr gut zum Backen. Aufgrund des hohen Lecithingehalts kann es auch Eier ersetzen.

5 Bei Lupinengerichten brauchen Sie kaum Salz, das gilt vor allem für Lupinenkerne in Salzlake.

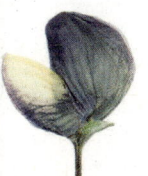
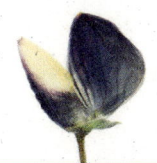
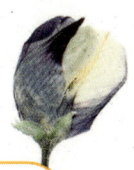

6 Lupinen werden beim Garen nicht so weich wie Bohnen oder Erbsen, sondern behalten ihren kernigen Biss. Sie eignen sich deshalb gut für Salate.

7 Aufgrund des niedrigen glykämischen Index sind Lupinen(-Produkte) auch für Diabetiker geeignet.

8 Lupinen sind im Gegensatz zu anderen Hülsenfrüchten nahezu frei von blähenden Stoffen.

9 Wer Koffein meiden muss, wählt Lupinenkaffee, ein traditioneller Ersatzkaffee aus der Bunten Lupine *(Lupinus varius)*, der sogenannten Kaffee-Erbse.

10 Wer an Erdnussallergie leidet, darf Lupinen nicht essen. Wie alle Hülsenfrüchte enthalten Lupinen Purine, die Harnsäure bilden und Gichtanfälle verursachen können.

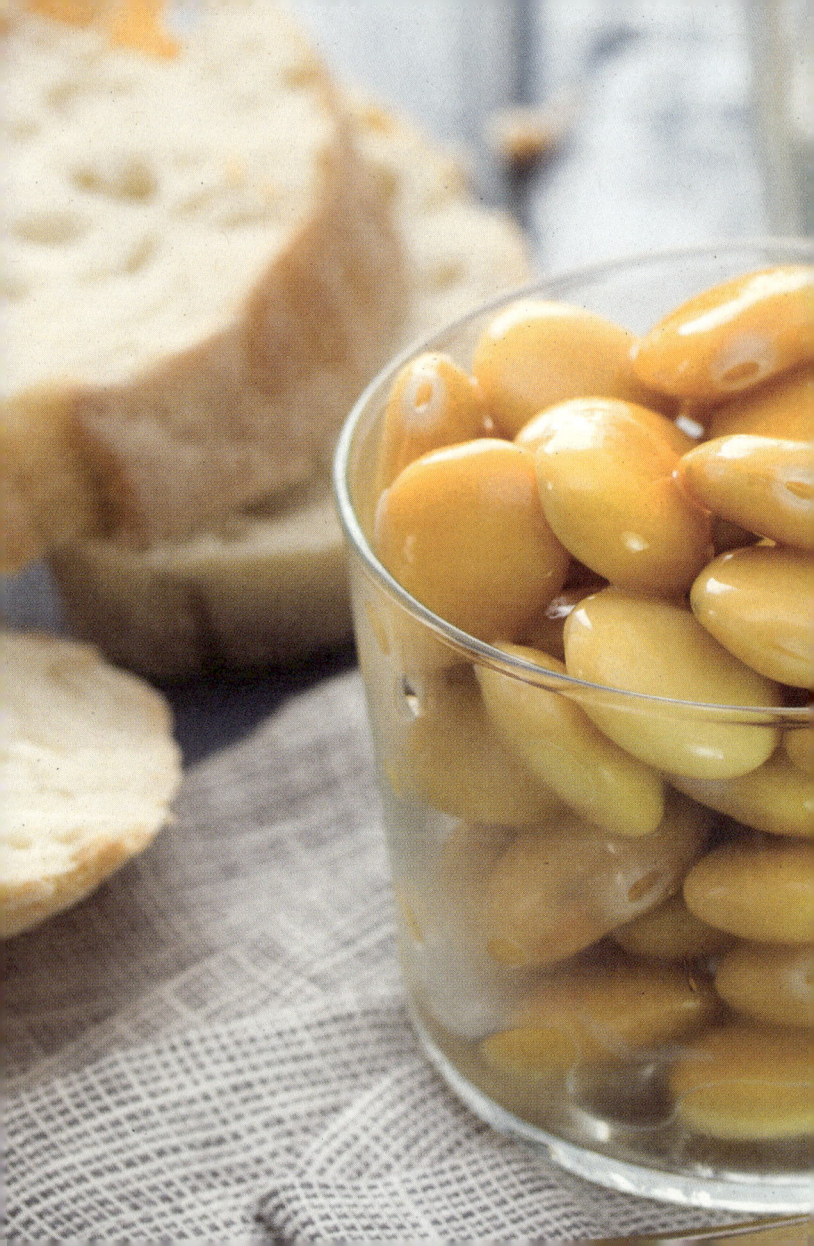

REZEPTE

Snacks,
Suppen, Salate

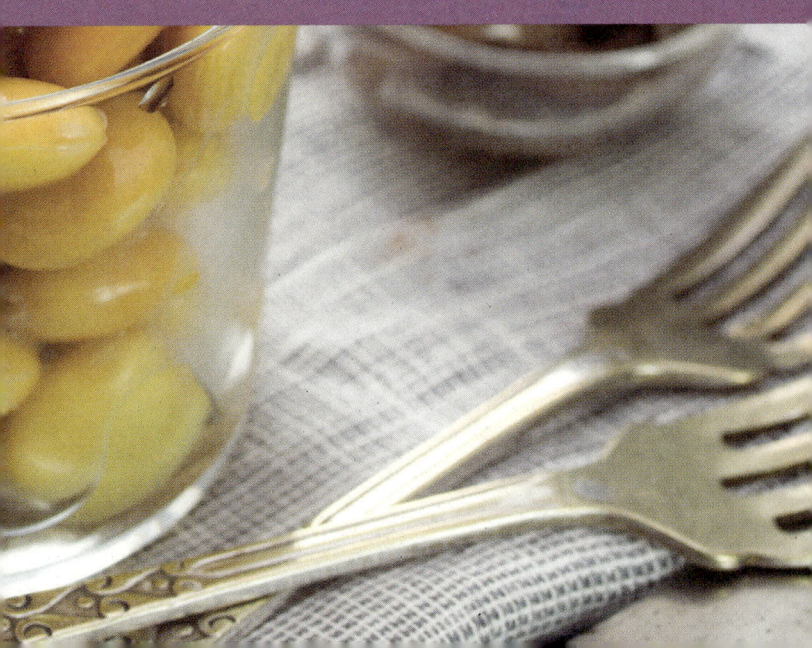

Guten-Morgen-Müsli

Zutaten für 2 Portionen

3–4 EL Lupinen- und beliebige Getreideflocken (Dinkel, Hafer und/oder Gerste) · 300 g fettarmer Joghurt (1,5 %) 2–3 TL Chiasamen · Etwa 200 g Obst der Saison 100 ml Milch · 2 EL Ahornsirup oder Honig

1   Die Hälfte der Lupinen- und Getreideflocken mit etwa der halben Menge Joghurt verrühren und zugedeckt im Kühlschrank 5 Stunden quellen lassen.

2   Zum Servieren alle restlichen Flocken und die Chiasamen in einer Pfanne ohne Fettzugabe bei schwacher Hitze sanft rösten. Das Obst waschen und/oder schälen und nach Belieben zerkleinern. Die Milch erhitzen, aber nicht aufkochen, unter den Joghurt-Flockenbrei mischen.

3   Den Flockenbrei in Portionsschälchen verteilen und mit Ahornsirup oder Honig beträufeln. Das Obst, den restlichen Joghurt und die geröstete Flocken-Chiamischung darauf anrichten.

Tipp: Das Müsli sorgt für Ihre Fitness und hilft Ihnen sogar beim Abnehmen, denn Lupinen können den Muskelaufbau unterstützen. Chiasamen mit ihrer günstigen Fettsäurenzusammensetzung aktivieren bestimmte Gene, die eine Fettanlagerung im Gewebe verhindern.

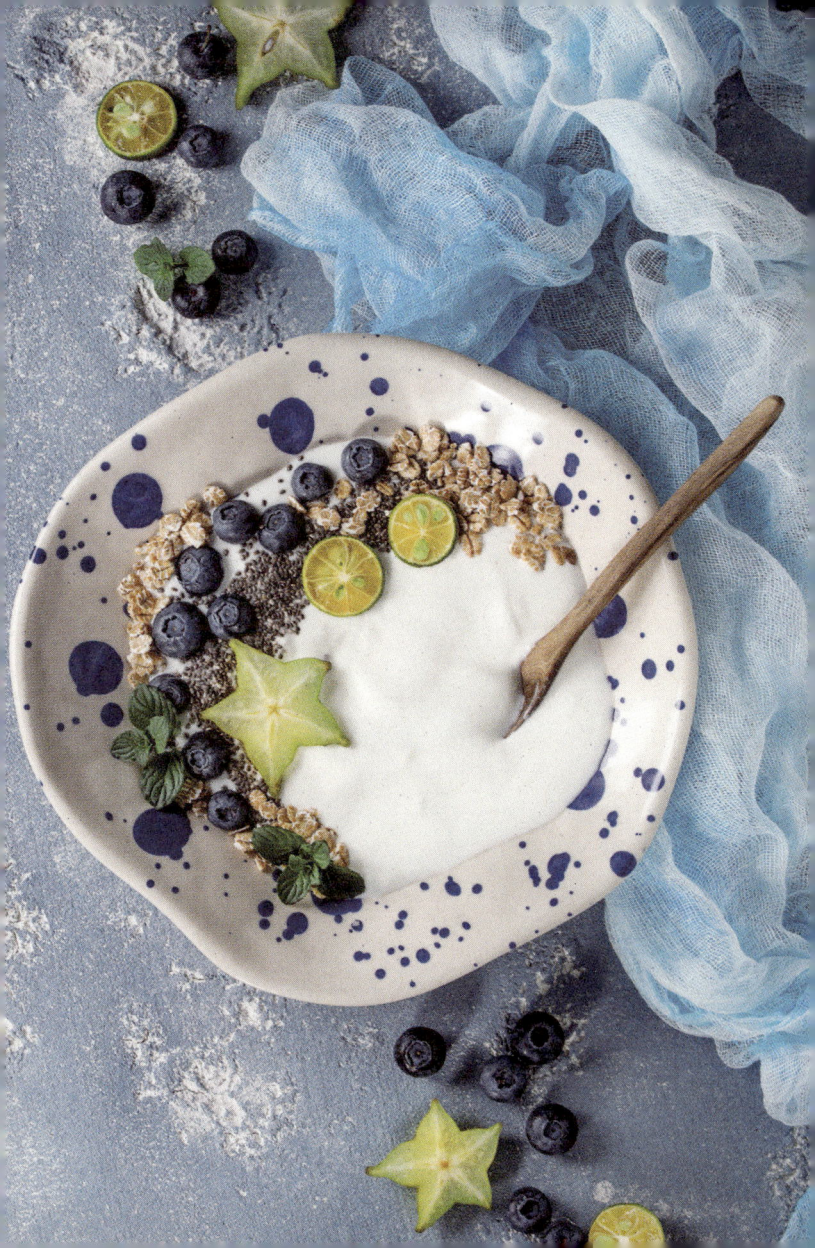

Lupinendrink

Zutaten für 2 Portionen
1 Stück Wassermelone (etwa 200 g) · 2 Aprikosen
1 kleine Banane · 1 EL Lupinenflocken
100 ml kaltes Wasser · 3–4 große Erdbeeren · 1 TL Honig
Etwa 100 g Lupineneis (oder andere Eiscreme)

1 Die Melone (ohne Schale) von den Kernen befreien, die Aprikosen waschen, vierteln und entsteinen. Die Banane schälen und in Stücke schneiden.

2 Alle diese Zutaten mit den Lupinenflocken und dem Wasser in den Mixer geben und den Drink pürieren.

3 Den Drink in Gläser füllen. Die Erdbeeren waschen, abzupfen und mit dem Honig fein zerdrücken. Das Lupineneis auf dem Drink anrichten und die zerdrückten Erdbeeren darüber verteilen.

TIPP

Der Drink schmeckt natürlich auch im Winter:
Nehmen Sie dann Apfel und Grapefruit anstelle von
Aprikosen und Erdbeeren. Das Eis ersetzen Sie durch
einen dicken Klecks Schlagsahne.

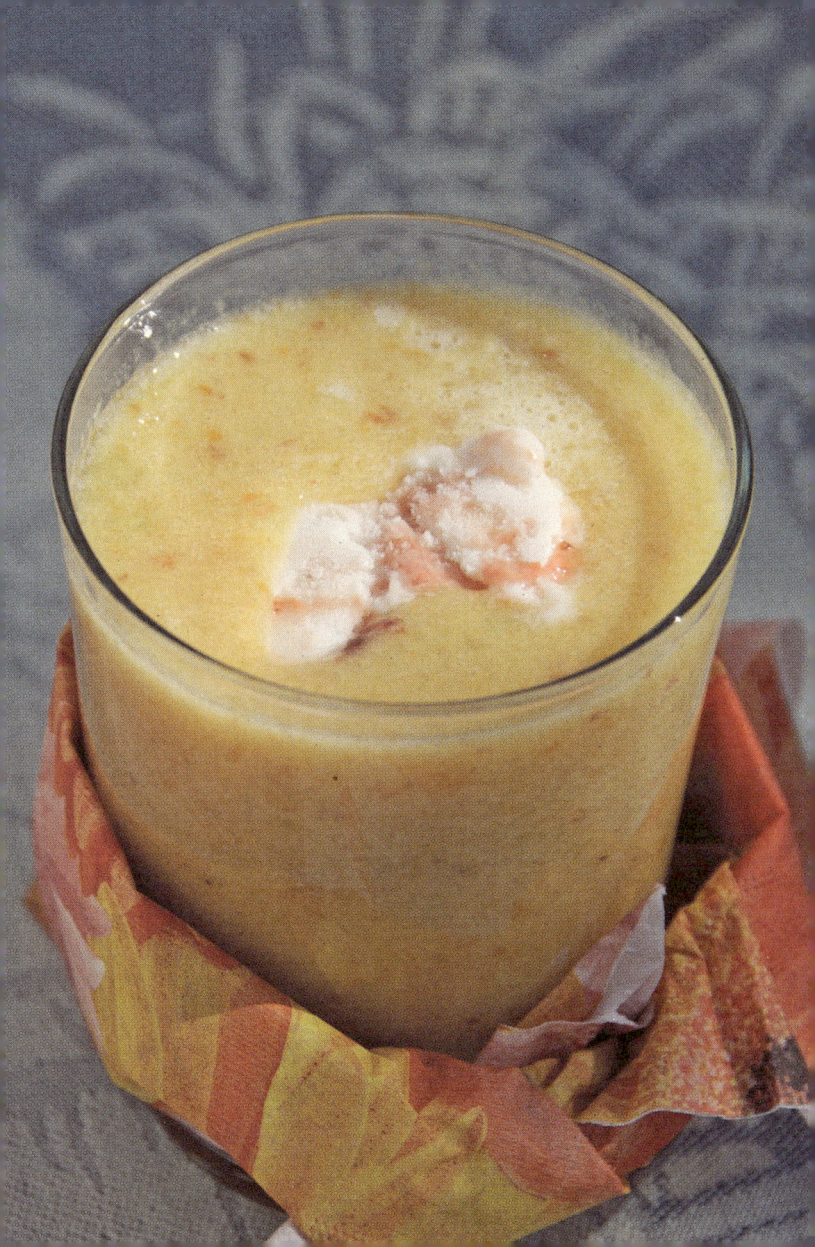

Joghurt mit Lupinenschrot

Zutaten für 4 Portionen

3 EL Lupinenschrot · 150 g Ziegenfrischkäse
150 g Ziegenjoghurt · 100 ml Mandeldrink
2 EL Rohrohrzucker · 400 g Erdbeeren · 1 EL Erdnussöl

1 Das Lupinenschrot in einem Schälchen oder einer Schüssel mit so viel frisch aufgekochtem Wasser übergießen, dass es gut davon bedeckt ist. Nun etwa 15 Minuten ziehen lassen, auf ein Sieb abgießen, noch mal mit kaltem Wasser abspülen und abtropfen lassen.

2 Während das Schrot zieht, den Frischkäse und den Joghurt mit dem Mandeldrink und dem Zucker in einer Schüssel cremig rühren. Die Erdbeeren waschen, abzupfen und nach Wunsch zerkleinern.

3 Das Öl in einer Pfanne erhitzen und das Schrot darin unter ständigem Rühren etwa 2 Minuten rösten.

4 Die Joghurtcreme und die Erdbeeren auf Portionsschälchen verteilen, das Schrot darüberstreuen und locker untermischen. Den Joghurt sofort servieren.

Tipp: Gentechnik ist bei Lupinen (noch) kein Thema. Deshalb werden Samen und Schrot, Mehl und Flocken bei Verbrauchern zunehmend beliebter als Sojaprodukte.

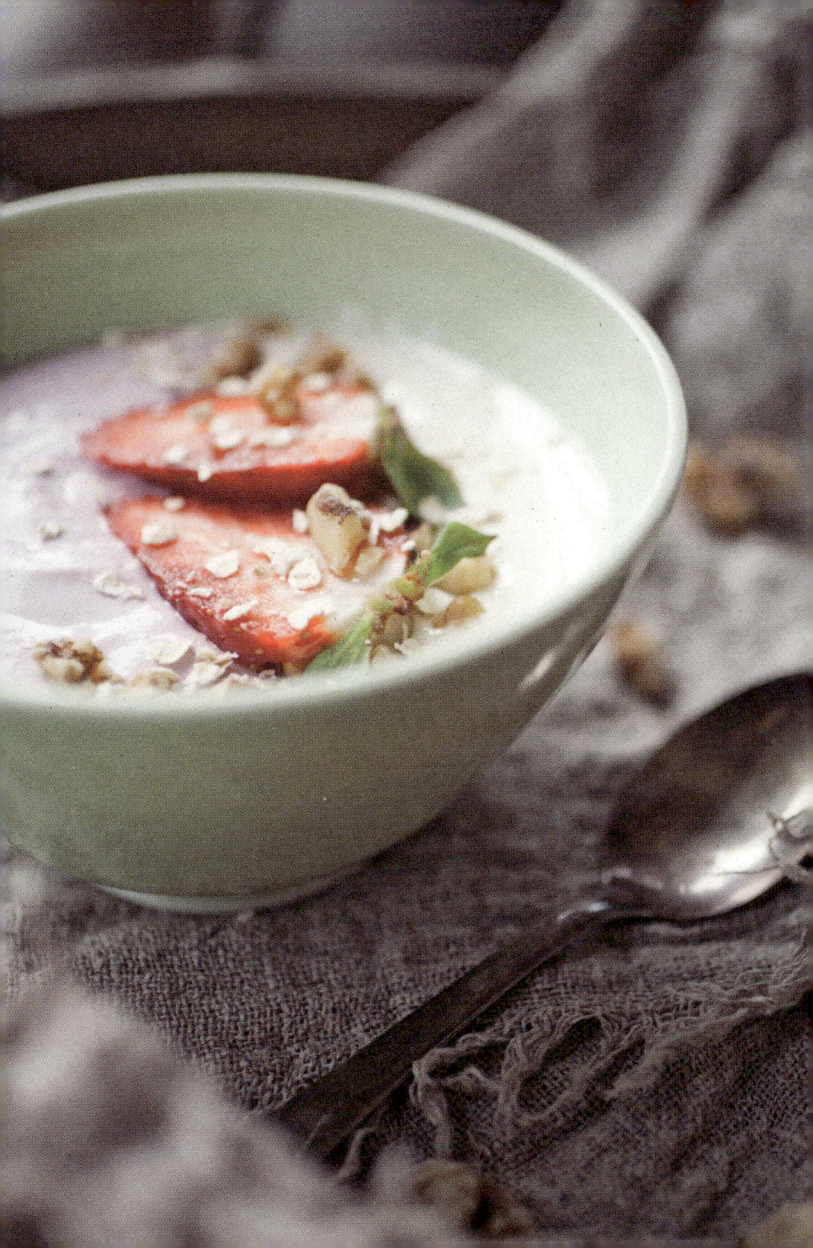

Lupinensüppchen

Zutaten für 4 Portionen

300 g Lupinenkerne in Salzlake · 1 kleine Zwiebel
2 EL Olivenöl · 1 EL Lupinenmehl · Frisch gemahlener
Pfeffer · 600 ml Gemüsebrühe · 100 ml Hafercreme
2–3 Scheiben Lupinenbrot (→ Seite 60) oder Bauernbrot
3 EL Öl · 1–2 Zweige Rosmarin · 1–2 EL Zitronensaft
1–2 EL geraspelter Pecorino

1 Die Lupinenkerne auf ein Sieb abgießen und abtropfen lassen. Die Zwiebel schälen, fein zerkleinern und in einem Topf mit dem heißen Öl glasig braten. Die Lupinenkerne und das Mehl zugeben, kurz mitbraten, dann kräftig mit Pfeffer würzen.

2 Die Brühe zugeben, die Suppe aufkochen und zugedeckt bei mittlerer bis schwacher Hitze 15 Minuten garen. Dann mit dem Stabmixer durchrühren, dabei die Hafercreme zugeben und kräftig aufschäumen.

3 Während die Suppe gart, das Brot würfeln und in einer Pfanne mit dem gewaschenen Rosmarin im heißen Öl knusprig braten.

4 Die Suppe mit Zitronensaft abschmecken und auf Portionstellern anrichten. Die Brotwürfel mit dem Rosmarin darauf verteilen und mit dem Pecorino bestreuen.

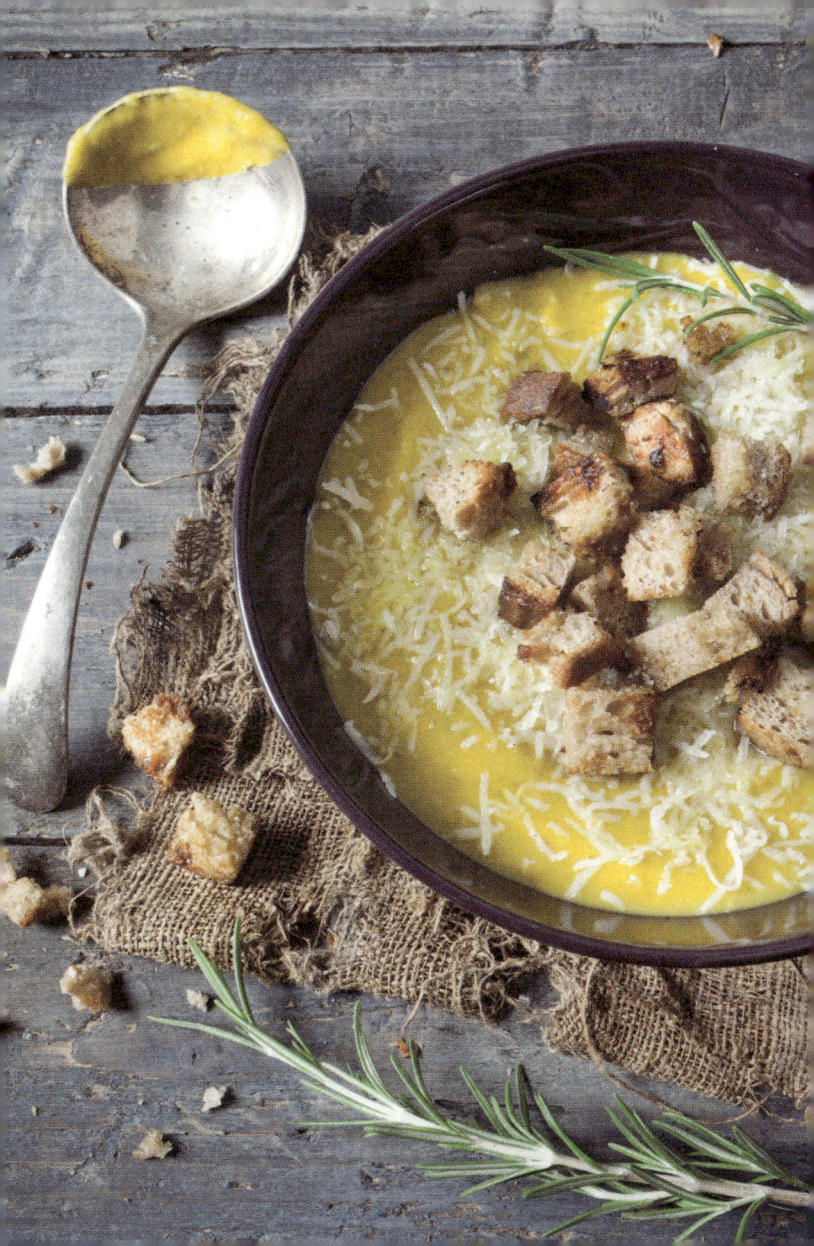

Kartoffelsuppe

Zutaten für 4 Portionen

2 mehlige Kartoffeln · 1 kleine Zwiebel
2 EL Olivenöl · 2 EL Lupinenschrot
600 ml Wasser · ½ EL Gemüsebrühe-Extrakt
1 EL Ziegen- oder Schaffrischkäse
Frisch gemahlener Pfeffer · 1–2 EL Zitronensaft
3 Handvoll junge Blätter von Wildkräutern oder
Küchenkräutern · 1 gehäufter EL Butter

1 Die Kartoffeln schälen, waschen und würfeln. Die Zwiebel schälen, fein zerkleinern und in einem Topf mit dem heißen Öl glasig braten. Nun Kartoffeln, Schrot, Wasser und Brüheextrakt zugeben, aufkochen und zugedeckt etwa 15 Minuten garen.

2 Die Suppe nun mit dem Stabmixer durchrühren und dabei den Frischkäse zugeben, dann mit Pfeffer und Zitronensaft abschmecken und zugedeckt warm halten.

3 Während die Kartoffeln kochen, die Kräuter waschen, trockentupfen und grob zerkleinern. Dann in der Butter unter Rühren einige Sekunden dünsten und in die heiße Suppe rühren.

Tipp: Das Aroma von Wildkräutern entwickelt sich am besten, wenn Sie die Blätter kurz in Fett dünsten.

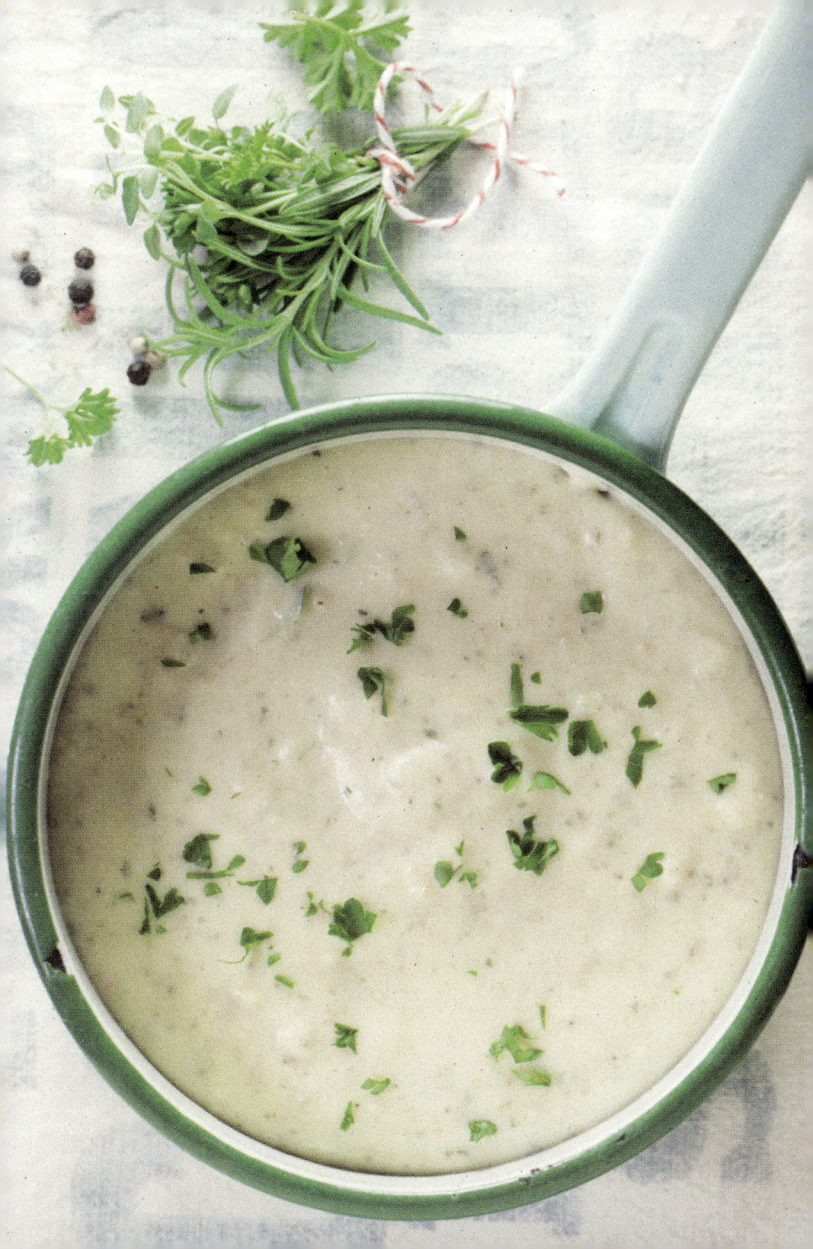

Minestrone

Zutaten für 4 Portionen

300 g Grünkohl oder Wirsing · 2 Möhren
1 Stück Sellerieknolle (etwa 60 g) · 1 große Zwiebel
1 Knoblauchzehe · 4 EL Olivenöl · Salz nach Belieben
Frisch gemahlener Pfeffer · 700 ml kräftige Gemüsebrühe
300 g Lupinenkerne in Salzlake
4 Scheiben altbackenes Roggenbaguette
2–3 EL frisch geriebener Parmesankäse

1   Den Grünkohl oder Wirsing waschen, die Blätter vom Strunk befreien und grob zerkleinern. Die Möhren, den Sellerie, die Zwiebel und den Knoblauch schälen und fein zerkleinern.

2   Alle diese Zutaten mit dem Olivenöl bei schwacher Hitze anbraten, bis die Zwiebel glasig ist, dann mit Salz und Pfeffer würzen. Die Brühe zugießen, einmal aufkochen und die Suppe zugedeckt bei schwacher bis mittlerer Hitze 10 Minuten sanft kochen lassen.

3   Die Lupinenkerne abtropfen lassen und in die Suppe geben. Erneut aufkochen und noch 10 Minuten garen.

4   Inzwischen das Brot kräftig toasten, würfeln und in Suppenteller geben. Die heiße Suppe darüber verteilen, mit dem Parmesankäse bestreuen und sofort servieren.

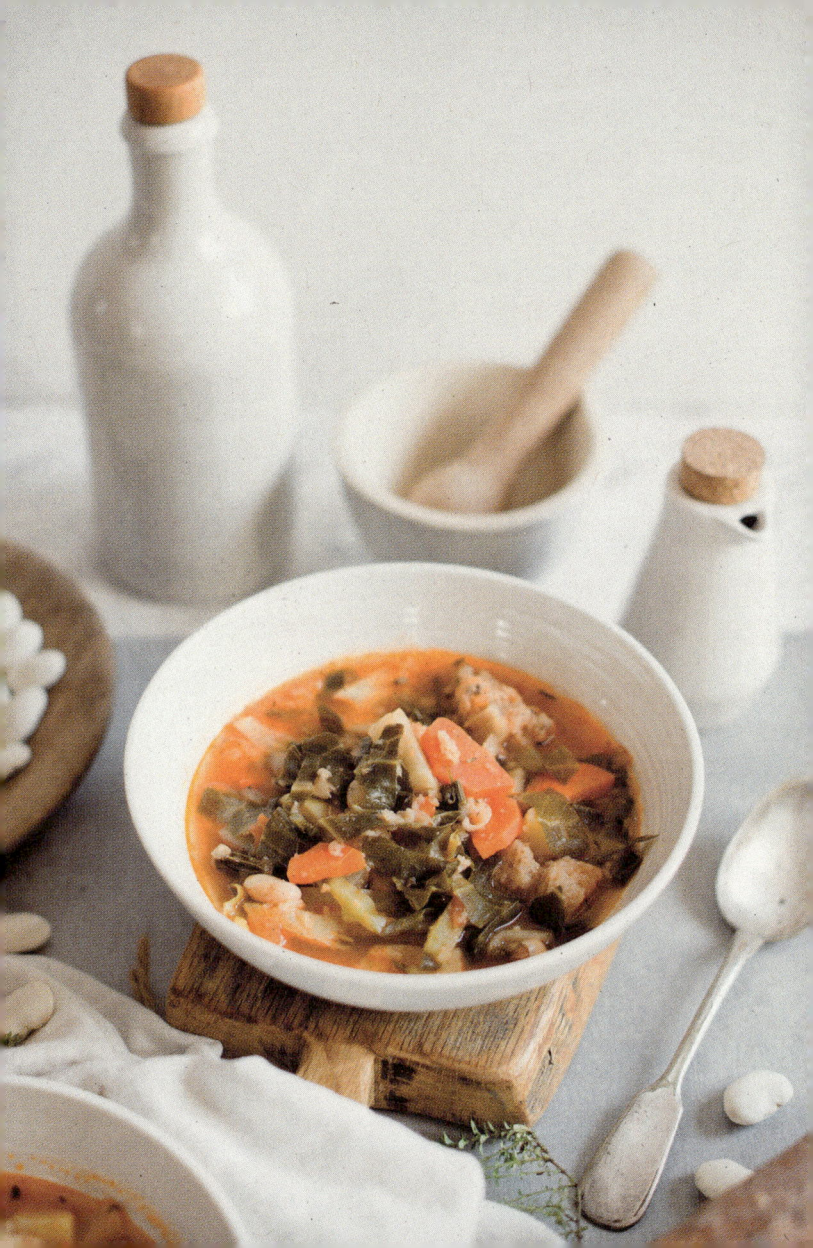

Gebackene Lupinenkerne

Zutaten für 4 Portionen

300 g Lupinenkerne in Salzlake
1 Handvoll Rosmarin · 2 EL Semmelbrösel
1 EL Gewürzmischung mit Chili und Tomatenflocken
2 EL Zitronensaft · 2 EL Olivenöl
3 reife Tomaten · 1 Handvoll Rucola

1 Die Lupinenkerne auf einem Sieb gründlich kalt abspülen und gut abtropfen lassen. Den Rosmarin waschen, trockentupfen und die Blättchen abzupfen.

2 Lupinenkerne und Rosmarin in einer Schüssel mit den Semmelbröseln, der Gewürzmischung, dem Zitronensaft und dem Olivenöl mit einem Löffel mischen und verrühren, bis die Semmelbrösel Zitronensaft und Öl aufgenommen haben.

3 Diese Mischung in einer Gratinform verteilen und im vorgeheizten Backofen bei 180 °C etwa 30 Minuten backen. Herausnehmen und abkühlen lassen.

4 Die Tomaten waschen und klein würfeln, die Rucola ebenfalls waschen, trockentupfen und ganz nach Wunsch grob oder fein zerkleinern. Die Lupinen mit Tomaten und Rucola mischen, etwa 10 Minuten ziehen lassen, dann mit (Fladen-)Brot servieren.

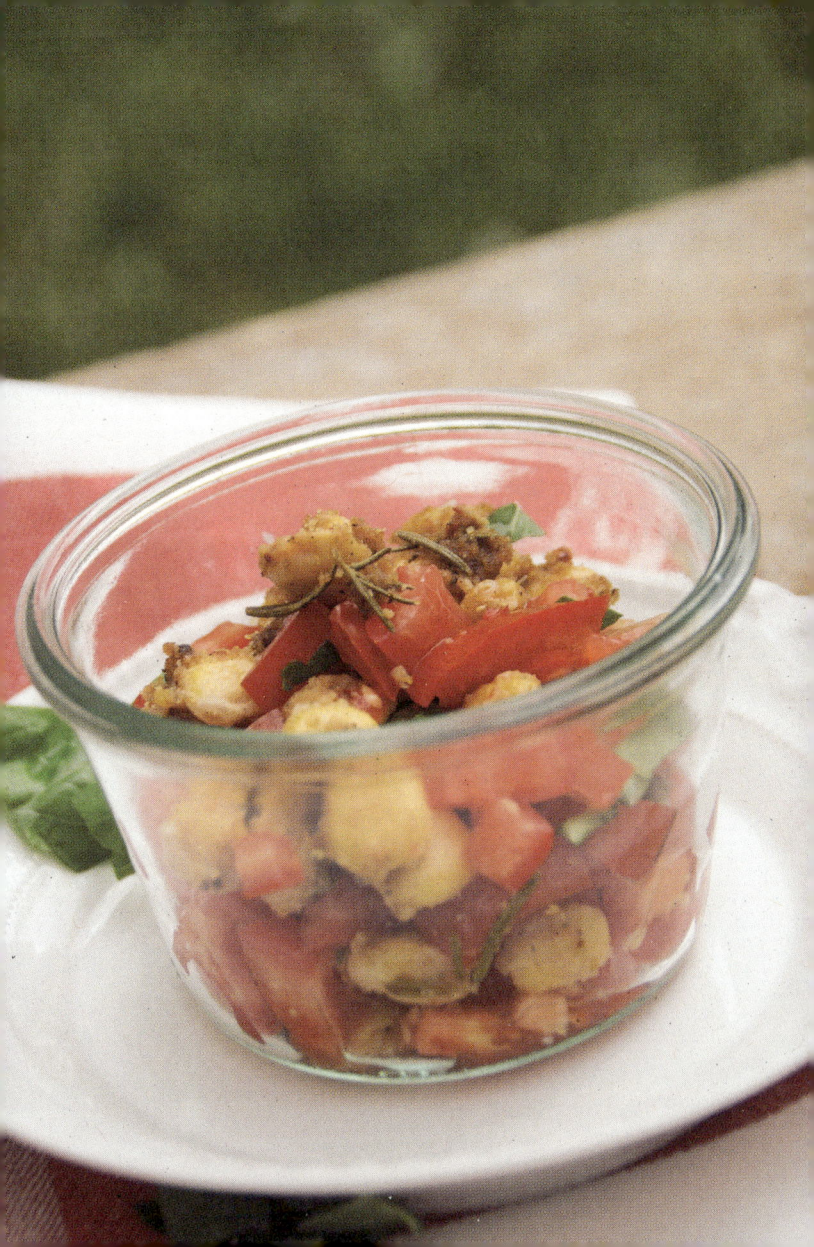

Bunter Salat

Zutaten für 4 Portionen
5 Handvoll Schnittsalat, Rucola, Dill und Basilikum
1 Handvoll frische Cranberrys · 2 EL Balsamessig
2 EL beliebiger Fruchtsaft · Salz nach Belieben
Frisch gemahlener Pfeffer · 2 EL Walnussöl
100 g Gorgonzola oder Roquefort · 2 reife feste Birnen
2 EL Lupinenmehl · 2 EL Rapsöl

1 Den Schnittsalat, Rucola, Dill, Schnittlauch und Basilikum waschen, trocken schleudern und grob zerkleinern, die Cranberrys waschen und trockentupfen. Alle diese Zutaten in eine Salatschüssel geben.

2 Den Essig mit dem Fruchtsaft, Salz, Pfeffer und dem Walnussöl verrühren. Dieses Dressing über den Salat in der Schüssel geben und alles mischen. Den Salat auf Portionstellern verteilen und mit dem gewürfelten Gorgonzola oder Roquefort belegen.

3 Die Birnen vierteln, schälen, vom Kerngehäuse befreien und auf einem Teller im Lupinenmehl wenden. Dann in einer Grillpfanne mit dem Rapsöl auf beiden Seiten rasch bräunen. Heiß auf dem Salat anrichten.

Tipp: Frische Cranberrys gibt es im Herbst zur Birnenzeit. Gut schmecken auch Weintrauben.

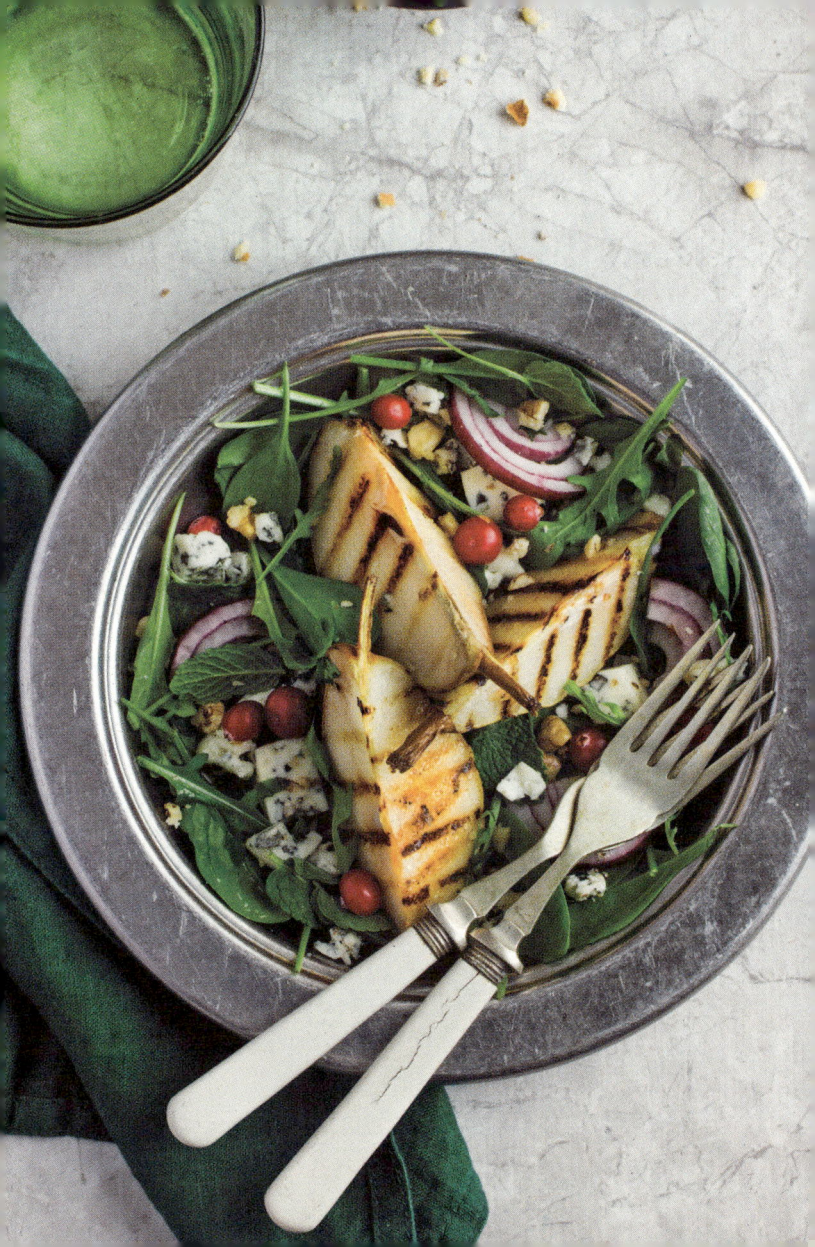

Lupinensalat mediterran

Zutaten für 4 Portionen

200 g Lupinenkerne in Salzlake
100 g Kalamata-Oliven ohne Kerne
50 g getrocknete Tomaten in Öl · 1 Handvoll Petersilie
1 kleiner Zweig Rosmarin · 2 EL Öl der Tomaten
1 kräftige Prise Zitronenpfeffer

1   Die Lupinenkerne auf ein Sieb geben und gründlich mit kaltem Wasser abspülen, damit sie nicht zu salzig sind. Dann sehr gut abtropfen lassen. Nun auf ein Arbeitsbrett geben und mit einem großen Messer grob hacken. Die Kerne in eine Schüssel geben.

2   Die Oliven und die Tomaten grob zerkleinern. Die Petersilie und den Rosmarin waschen, trockentupfen und fein zerkleinern.

3   Alle diese Zutaten zu den Lupinen in die Schüssel geben, das Öl der Tomaten hinzufügen, alles mischen und mit Zitronenpfeffer abschmecken.

Tipp: Gehackt nehmen die Lupinenkerne das Aroma der anderen Zutaten besser auf. Zusätzliches Salz ist nicht nötig, und falls Ihnen der Salat zu kräftig gewürzt ist, mischen Sie ein paar Löffel Apfelsaft darunter. Der Salat schmeckt mit dünnem Knäckebrot oder hellem Landbrot.

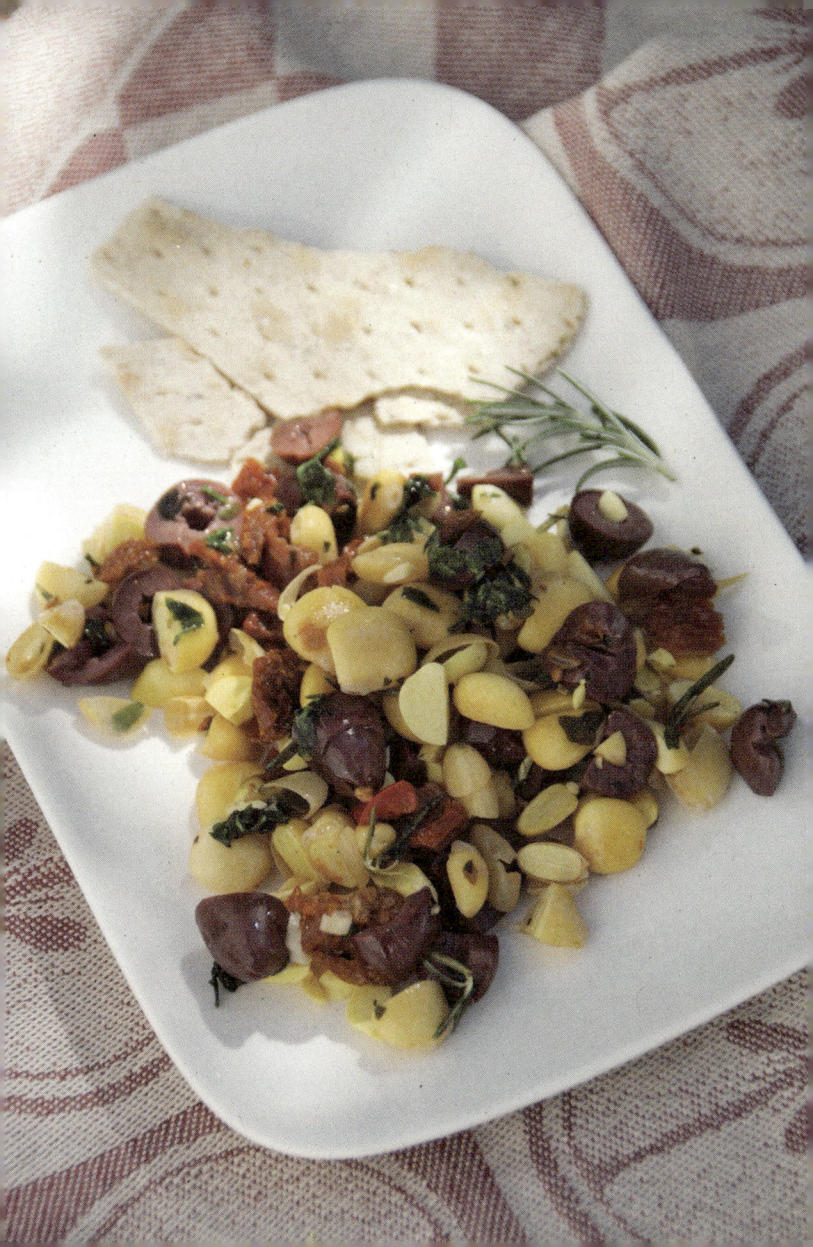

Frittata

Zutaten für 2–3 Portionen

100 g grüne Bohnen · 1 kleiner Zucchino
5 getrocknete Tomaten in Öl · 1 Handvoll frischer Oregano
3 Eier · 4 EL Hafercreme · 2 EL Lupinenmehl
Salz nach Belieben · Frisch gemahlener Pfeffer
4 EL Olivenöl · 100 g Fetakäse

1 Die Bohnen waschen, putzen und in Stücke schneiden. Den Zucchino waschen, abtrocknen und in dünne Scheiben schneiden, die Tomaten abtropfen lassen und ebenfalls klein schneiden.

2 Den Oregano waschen, trockentupfen und fein zerkleinern oder die Blättchen abzupfen und in eine Schüssel geben. Die Eier, die Hafercreme und das Lupinenmehl zufügen, mit Salz und Pfeffer würzen und alles verrühren.

3 Eine Pfanne ohne Öl erhitzen und die Tomaten, die Bohnen und den Zucchino darin unter Rühren etwa 5 Minuten braten. Dann das Öl zugeben und erhitzen.

4 Die Eiermischung zugeben, mit dem gewürfelten Feta belegen und zugedeckt bei schwacher Hitze 6 bis 7 Minuten braten. Mit dem Pfannenmesser wie eine Torte in Stücke schneiden und frisch aus der Pfanne servieren.

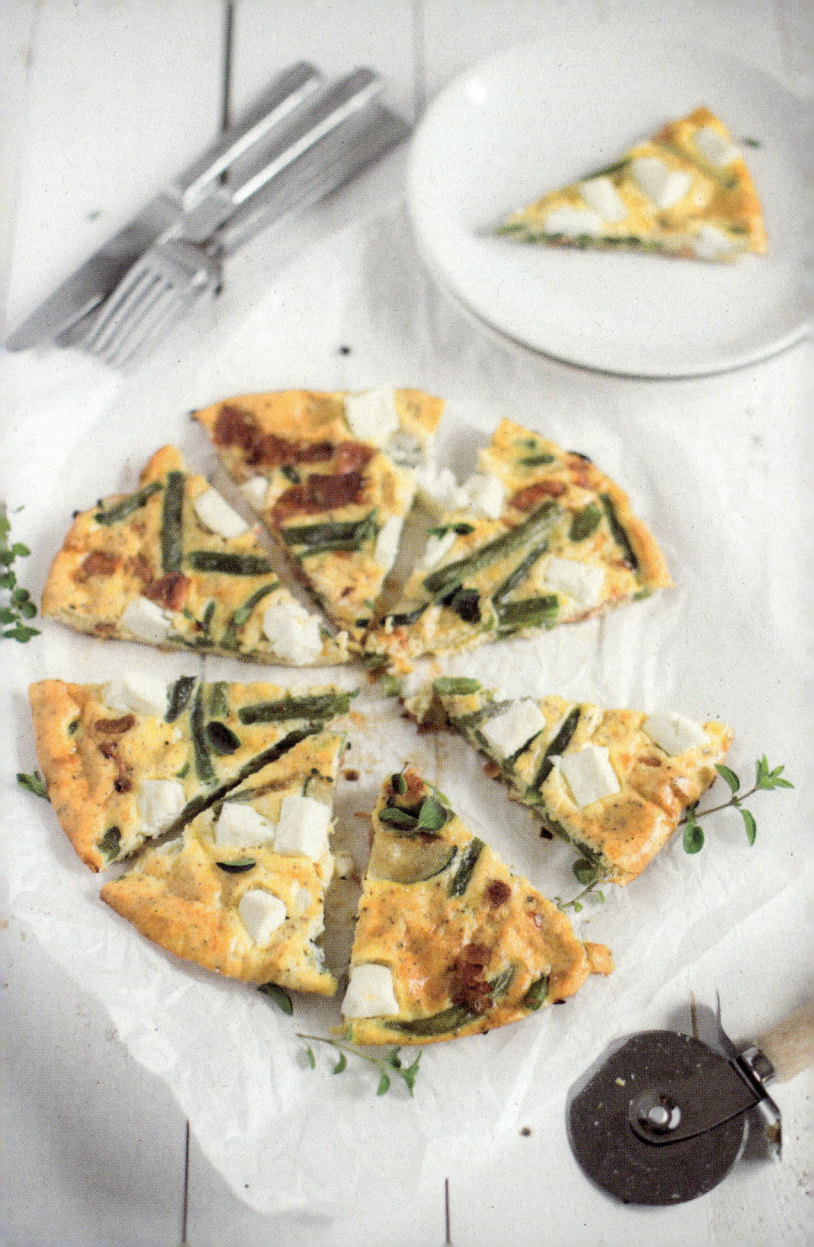

Lupinen-Couscous-Salat

Zutaten für 4 Portionen

3 EL Lupinenschrot · 100 g Instant-Couscous
Salz nach Belieben · Frisch gemahlener Pfeffer
100 g frische oder tiefgefrorene Erbsen · 2 EL Olivenöl
2 spitze rote Paprikaschoten · 8 Cocktailtomaten
1 Handvoll Dill · 150 g Räuchertofu · 2–3 EL Zitronensaft

1 Lupinenschrot und Couscous mit Salz und Pfeffer in eine Schüssel geben. Nun mit so viel kochendem Wasser übergießen, dass es gut fingerhoch über der Mischung steht. Schrot und Couscous zugedeckt quellen lassen, bis die anderen Zutaten vorbereitet sind.

2 Die Erbsen in einer Pfanne mit dem Öl unter Rühren etwa ½ Minute sanft dünsten. Von der Kochstelle nehmen, in eine Salatschüssel geben und das Schrot mit dem Couscous hinzufügen.

3 Die Paprikaschoten, die Tomaten und den Dill waschen und trockentupfen. Dann die Schoten halbieren, putzen und in kleine Stücke schneiden, die Tomaten vierteln und den Dill grob zerkleinern. Den Tofu würfeln.

4 Alle diese Zutaten zu Erbsen, Schrot und Couscous geben, den Salat mischen und mit Salz, Pfeffer und Zitronensaft abschmecken.

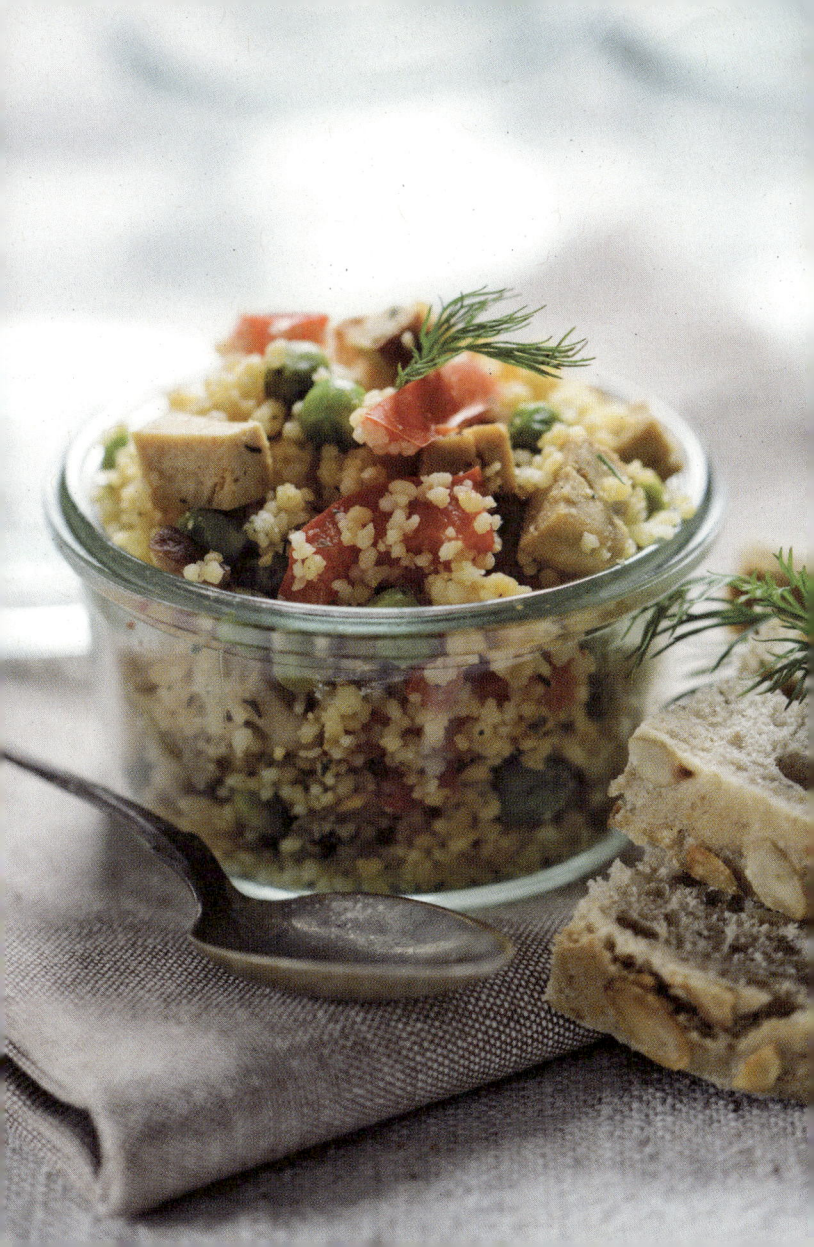

Crostini

Zutaten für 4 Portionen

200 g Hokkaidokürbis · 3 Knoblauchzehen
1 Zwiebel · 1 große, reife Fleischtomate · 6 EL Olivenöl
2 EL Lupinenflocken · 100 g Frischkäse
Salz nach Belieben · Frisch gemahlener Pfeffer
1 Prise Zucker · 8 dicke Scheiben Roggenbaguette
1 EL Kresseblättchen

1 Den Kürbis waschen, von Kernen und Fasern befreien und würfeln. Den Knoblauch und die Zwiebel schälen und fein zerkleinern. Die Tomate abziehen und klein würfeln.

2 In einer Pfanne 1 EL Öl erhitzen und die Zwiebel darin bei schwacher Hitze glasig braten. Kürbis, Knoblauch, Tomate und Lupinenflocken zugeben. Zugedeckt bei mittlerer bis schwacher Hitze etwa 20 Minuten garen, bis der Kürbis ganz weich ist.

3 Die Mischung abkühlen lassen und mit dem Kartoffelstampfer fein zerdrücken, den Frischkäse untermischen. Mit Salz, Pfeffer und Zucker kräftig abschmecken.

4 Die Baguettescheiben mit dem restlichen Olivenöl beträufeln und in einer großen Pfanne auf beiden Seiten rösten. Das Lupinenpüree darauf anrichten und mit der Kresse garnieren.

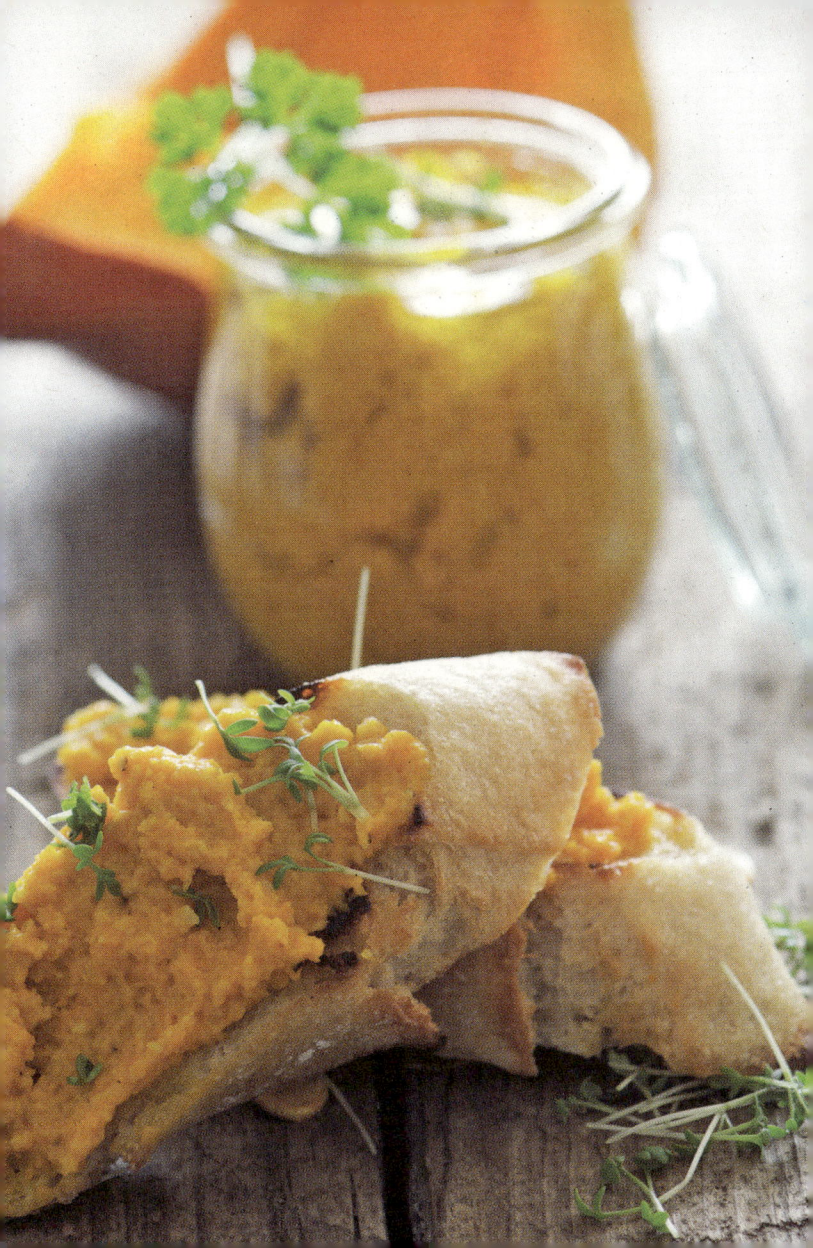

Lupinenbrot mit Ziegenkäse

Zutaten für 1 Kastenform, 22 cm lang
400 g roter Hokkaidokürbis · 125 ml Wasser
100 g Erdnussöl · 150 g Lupinenmehl · 2 EL Speisestärke
½ Päckchen Trockenhefe · 1 TL Salz · 1 EL Rohrohrzucker
125 ml lauwarme Milch · 250 g weicher Ziegenkäse
200 g beliebiges Chutney

1 Den Kürbis von Kernen und Fasern befreien, in Stücke schneiden und mit dem Wasser aufkochen. Zugedeckt bei schwacher Hitze in etwa 20 Minuten ganz weich kochen. Mit der verbliebenen Flüssigkeit pürieren, mit dem Öl verrühren und lauwarm abkühlen lassen.

2 Lupinenmehl und Speisestärke mit Hefe, Salz und Zucker in einer Schüssel mischen. Milch und Kürbispüree zugeben und alles kneten, bis der Teig sich vom Schüsselrand löst. Zugedeckt an einem warmen Ort etwa 1 Stunde ruhen lassen, bis er sichtbar aufgegangen ist.

3 Den Teig in die gefettete, mit Mehl ausgestreute Kastenform geben und im vorgeheizten Backofen bei 180 °C etwa 1 Stunde backen. Herausnehmen und auf einem Kuchengitter abkühlen lassen.

4 Das Brot in Scheiben schneiden, mit dem Ziegenkäse belegen und das Chutney darauf verteilen.

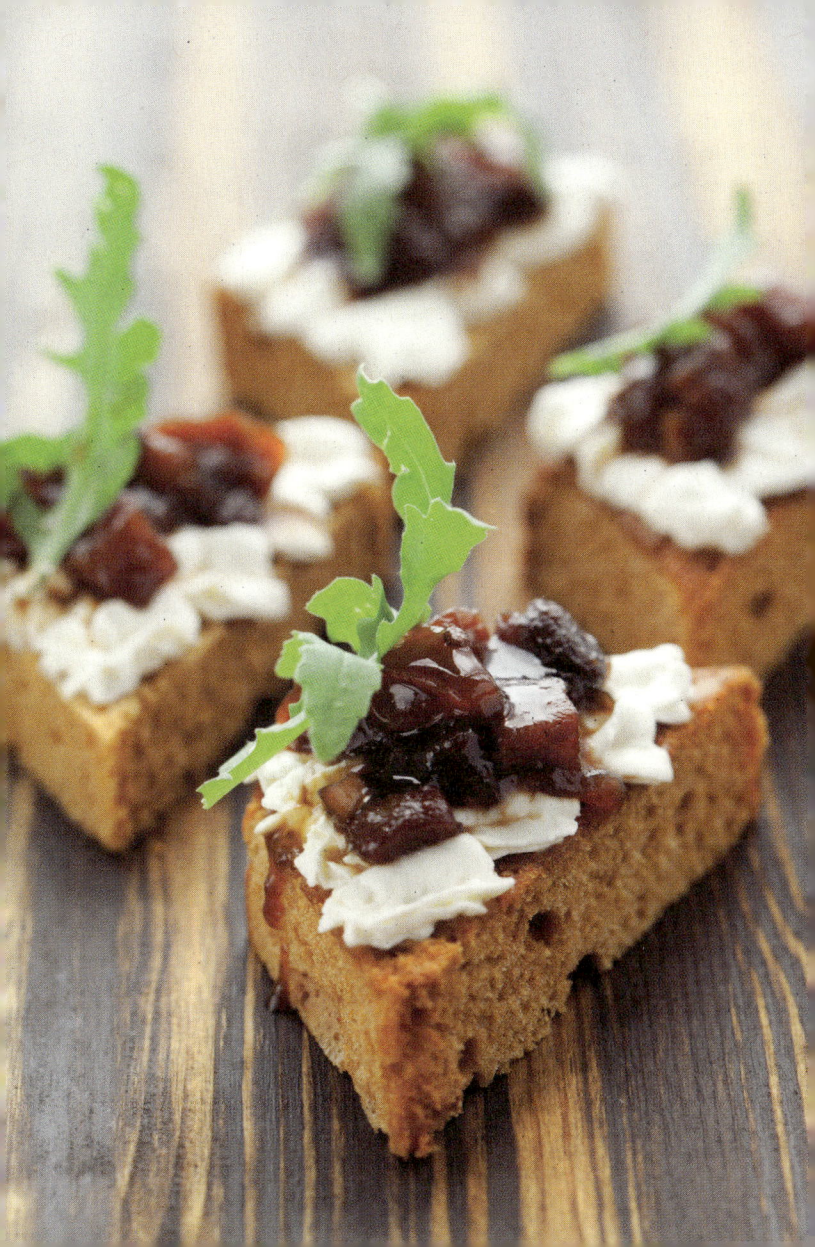

Blütenbrötchen

Zutaten für 12 Stück

200 g Weizenmehl Type 1050 · 200 g Lupinenmehl
1 TL Rohrohrzucker · 1 Päckchen Trockenhefe · 1 TL Salz
200 ml lauwarmes Wasser · 4 EL Hafercreme
1 EL Öl · 1 Päckchen Bio-Gewürz-Blüten (25 g)

1   Beide Mehlsorten mit Zucker, Hefe und Salz in einer Rührschüssel vermischen. Das Wasser, die Hafercreme und das Öl hinzufügen und alles mit den Knethaken rühren, bis sich der Teig zu einem Kloß formt. Dann zugedeckt an einem warmen Ort etwa 2 Stunden ruhen lassen, bis er sichtbar aufgegangen ist.

2   Den Teig mit den Händen noch einmal kräftig durchkneten und dabei mit den Blüten vermischen, dann zu einem Strang formen und in 12 Stücke teilen. Die Stücke zu Brötchen formen, auf ein gefettetes Backblech legen und zugedeckt noch mal 30 Minuten ruhen lassen.

3   Auf den Boden des kalten Backofens ein flaches ofenfestes Gefäß mit kaltem Wasser stellen und den Ofen auf 200 °C vorheizen. Die Brötchen mit Wasser bestreichen und 25 bis 30 Minuten backen.

Tipp: Blütenmischungen mit Salz für Herzhaftes oder mit Zucker für Desserts gibt es im Reformhaus.

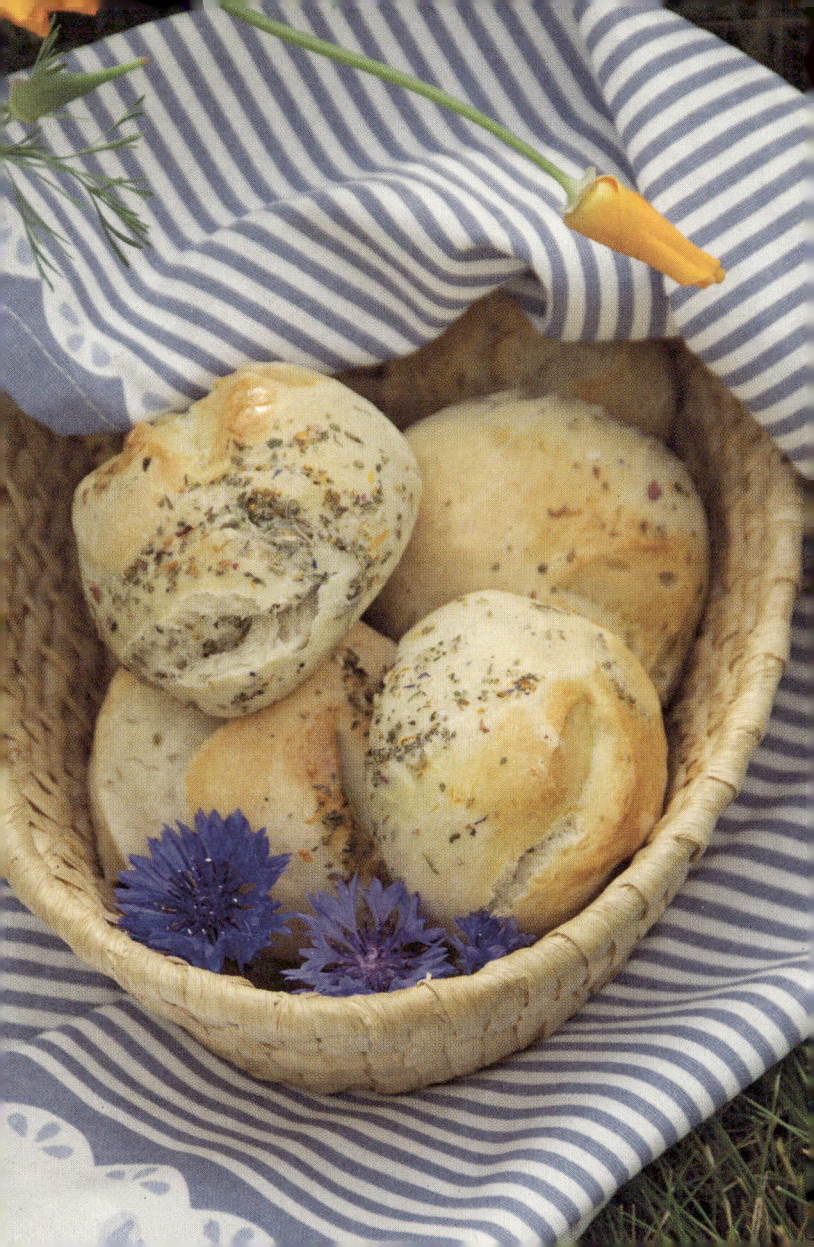

Lupinen-Walnuss-Brot

Zutaten für 1 Kranzform von 26 cm Durchmesser
400 g Dinkelmehl Type 630 · 100 g Lupinenmehl
½ Päckchen Trockenhefe · 1 Prise Cayennepfeffer
1 ½ TL Salz · 100 g Butter oder Pflanzenmargarine
150 g Joghurt · Etwa 150 ml kaltes Wasser · 1 Ei
100 g geriebener Hartkäse aus Schafmilch
50 g gehackte Walnusskerne

1 Die beiden Mehlsorten, die Hefe, den Cayennepfeffer und das Salz in einer Schüssel mischen. Die Butter in Stücke teilen, hinzufügen und alles kurz vermischen.

2 Den Joghurt mit kaltem Wasser auf 300 ml auffüllen und dazugießen. Das Ei zufügen und alles zu einem glatten Teig mischen. Zum Schluss den Käse und die Nüsse daruntermischen.

3 Den Teig mit einem Esslöffel in Häufchen in die gefettete Kranzform setzen und zugedeckt bei Zimmertemperatur 3 Stunden ruhen lassen, bis er sichtbar aufgegangen ist.

4 Das Brot im vorgeheizten Backofen bei 200 °C etwa 40 Minuten backen, bis es schön gebräunt ist. Herausnehmen und in der Form 15 Minuten ruhen lassen. Aus der Form lösen und gerade eben abgekühlt servieren.

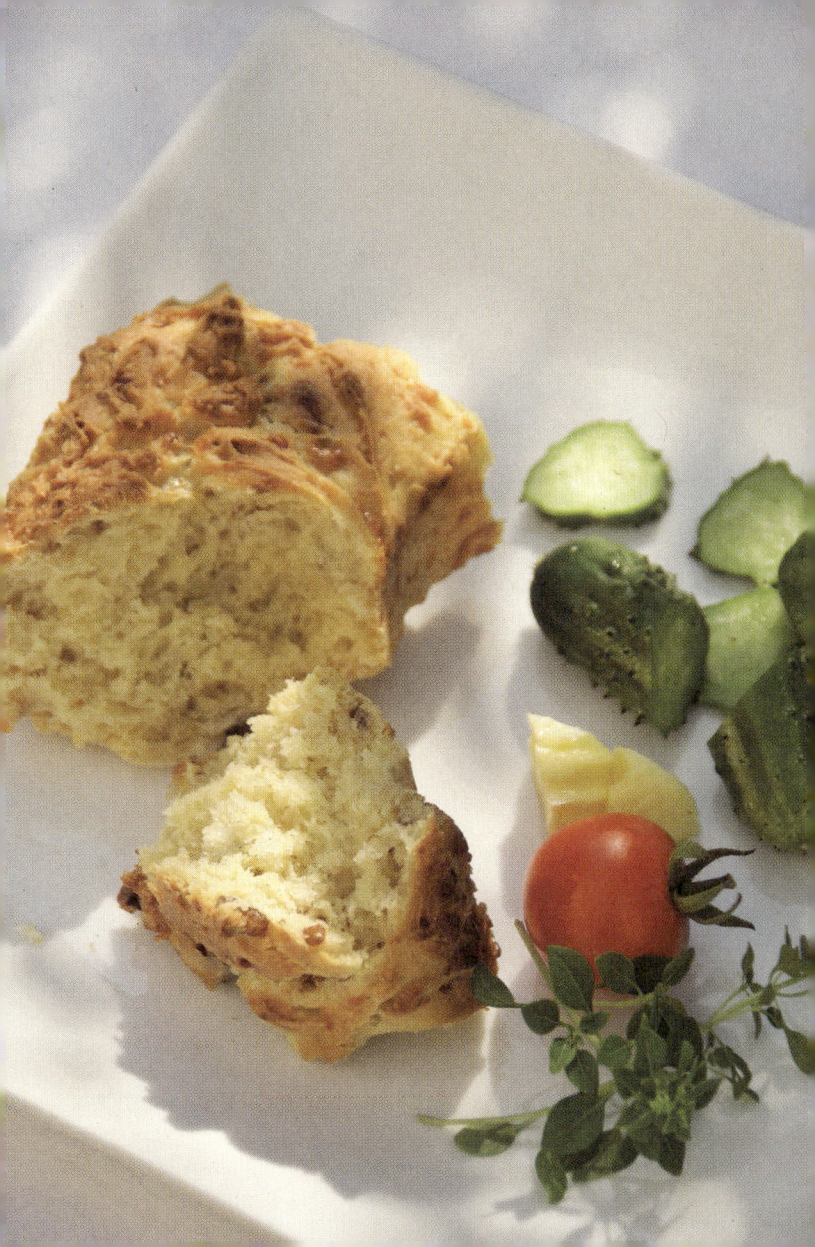

Gurkensandwich

Zutaten für 4 Portionen

200 g Lupinenkerne in Salzlake · 2 EL Reiscreme
1 Stück junger Parmesankäse (etwa 20 g)
1 EL beliebige Kräuterblättchen (Rucola, Petersilie, Basilikum oder Zitronenmelisse) · Frisch gemahlener Pfeffer
8 Scheiben weißes oder Vollkorntoastbrot · 1–2 Minigurken

1 Die Lupinenkerne abtropfen lassen, dann mit Reiscreme und Parmesan pürieren. Die Kräuterblättchen waschen, trockentupfen, fein zerkleinern und untermischen. Die Creme mit Pfeffer würzen und alle Brotscheiben damit bestreichen.

2 Die Gurken waschen oder schälen und zu Scheiben hobeln, dann auf 4 Brotscheiben verteilen und mit den restlichen Brotscheiben abdecken.

3 Die Sandwiches mit einem scharfen Messer diagonal halbieren und mit Spießchen zusammenhalten.

Tipp: Für die Sandwiches brauchen Sie kein zusätzliches Salz, weil eingelegte Lupinenkerne sehr würzig sind. Zur Abwechslung getrocknete Tomaten ganz fein zerkleinern und mit der Lupinencreme mischen. Und statt der Gurkenscheibchen können Sie auch hauchdünn gehobelten Fenchel auf die Creme legen.

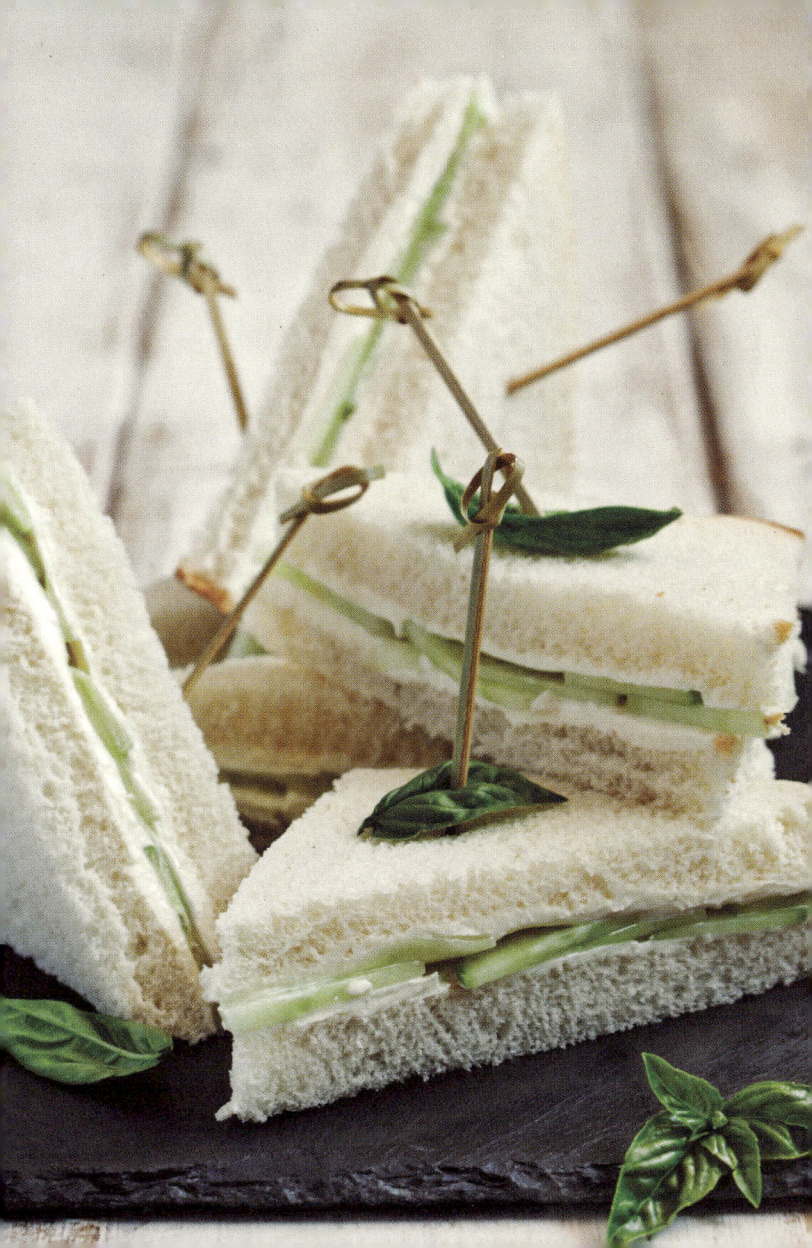

Lupinen-Naan-Brot

Zutaten für 6 Stück

150 g Dinkelmehl (Type 630) · 100 g Lupinenmehl
1 TL Trockenhefe · 1 TL Salz · 6 EL Buttermilch (etwa 60 g)
125 ml lauwarmes Wasser · 2 EL Erdnussöl
1 EL sehr weiches Butterschmalz

1 Beide Mehlsorten mit Hefe und Salz in einer Schüssel mischen. Buttermilch, Wasser und Öl zugießen und mit den Knethaken des Handrührgeräts zu einem glatten Teig verkneten. Den Teig zugedeckt an einem warmen Ort etwa 3 Stunden ruhen lassen, bis er sichtbar aufgegangen ist.

2 Den Backofen auf 250 °C vorheizen und dabei das Backblech einschieben, damit es heiß wird. Den Teig auf der bemehlten Arbeitsfläche einige Male kräftig durchkneten, in 6 Portionen teilen und diese zu fingerdicken ovalen Fladen ausrollen.

3 Auf einen Bogen Backpapier 3 Fladen legen, mit dem Papier aufs heiße Backblech ziehen und die Fladen in etwa 7 Minuten goldgelb backen. Herausnehmen, sofort mit Butterschmalz bestreichen, vom Backpapier nehmen und auf ein Kuchengitter legen. Die restlichen Fladen ebenso backen und mit Butterschmalz bestreichen. Frisch aus dem Ofen und möglichst heiß servieren.

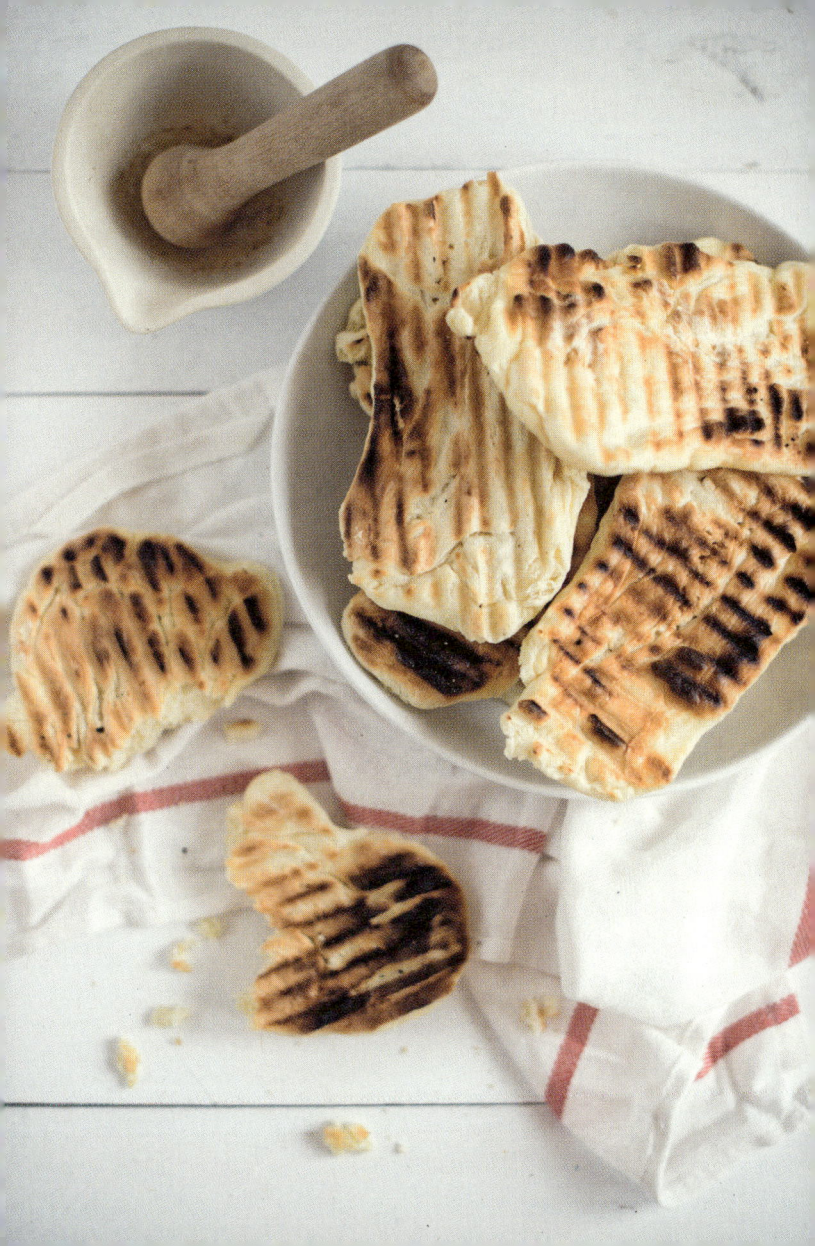

Lupinenschnittchen

Zutaten für 4 Portionen
4 Eier · 2 reife Avocados · 3 EL Lupinenkerne in Salzlake
Saft von 1 Zitrone · 8 runde Reiswaffeln
Salz · Frisch gemahlener Pfeffer
½ Handvoll beliebige Kräuterblättchen

1 Die Eier in 5 bis 6 Minuten wachsweich kochen, abgießen, kalt abschrecken und schälen.

2 Die Avocados halbieren, die Kerne entfernen, das Fruchtfleisch aus 2 Avocadohälften mit einem Löffel herauslösen und mit den Lupinenkernen und dem Saft der halben Zitrone im Mixer pürieren.

3 Die Reiswaffeln mit dem Püree bestreichen. Die restlichen Avocadohälften schälen, das Fruchtfleisch in Scheiben schneiden, auf dem Püree verteilen und mit dem Saft der zweiten Zitronenhälfte beträufeln.

4 Die Eier halbieren und auf die Schnittchen legen. Die Schnittchen mit Salz und mit einer kräftigen Prise grobem Pfeffer bestreuen und mit den gewaschenen Kräutern belegt servieren.

Tipp: Wenn Sie keine Eier essen, nehmen Sie stattdessen Räucher- oder Basilikumtofu.

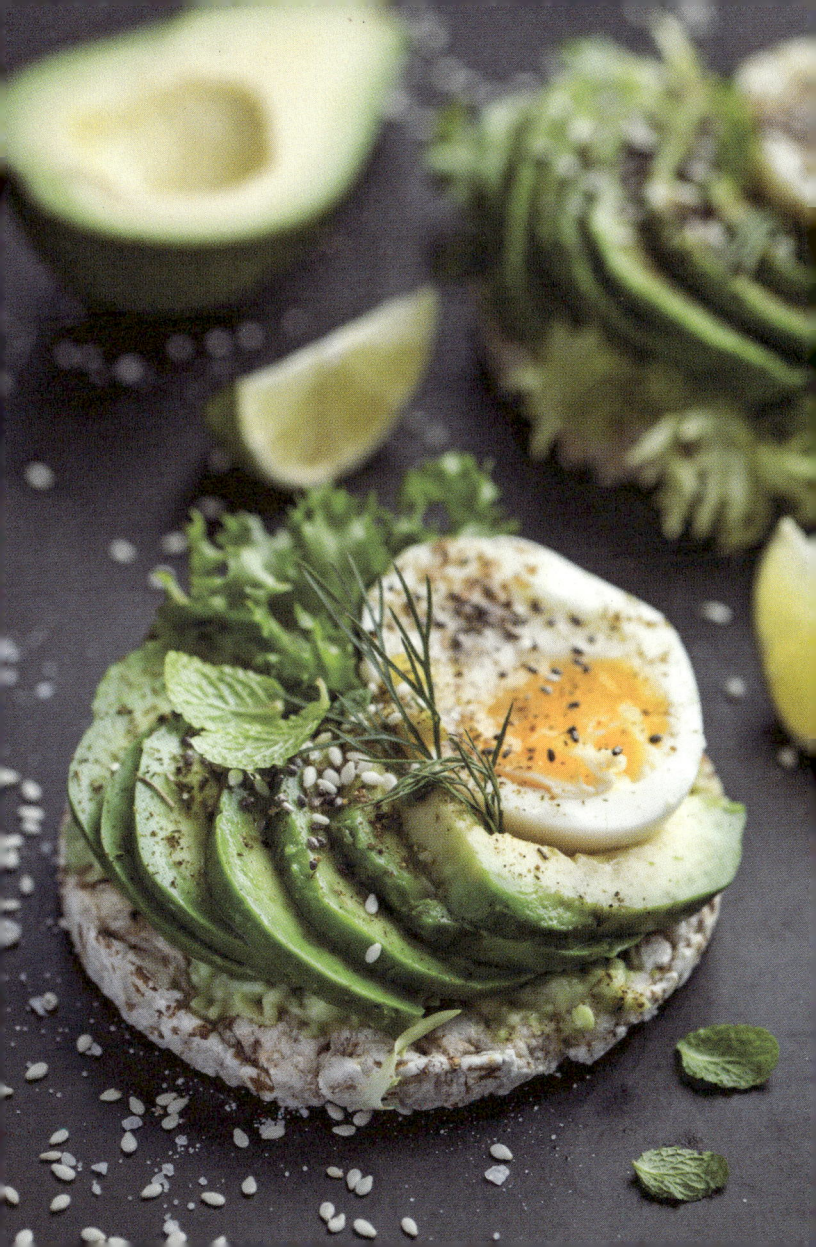

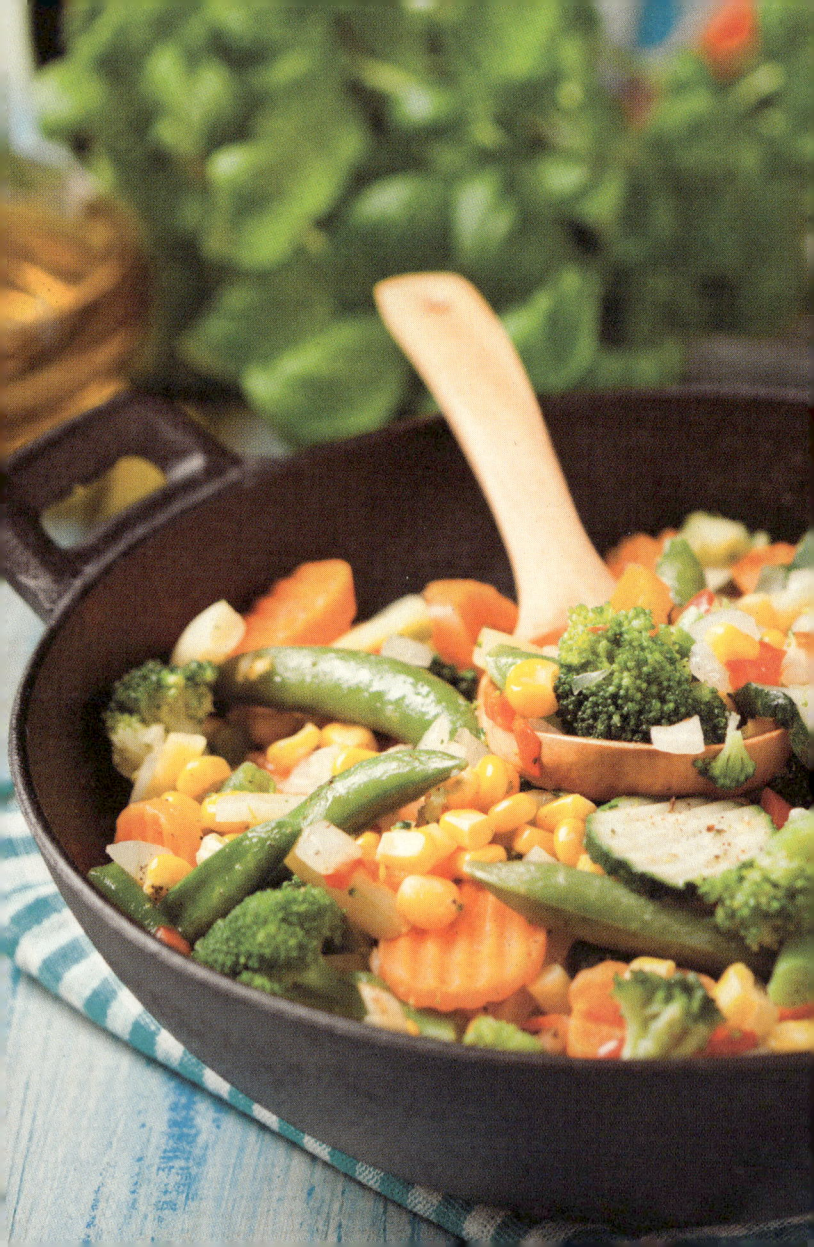

REZEPTE

Hauptgerichte & Herzhaftes

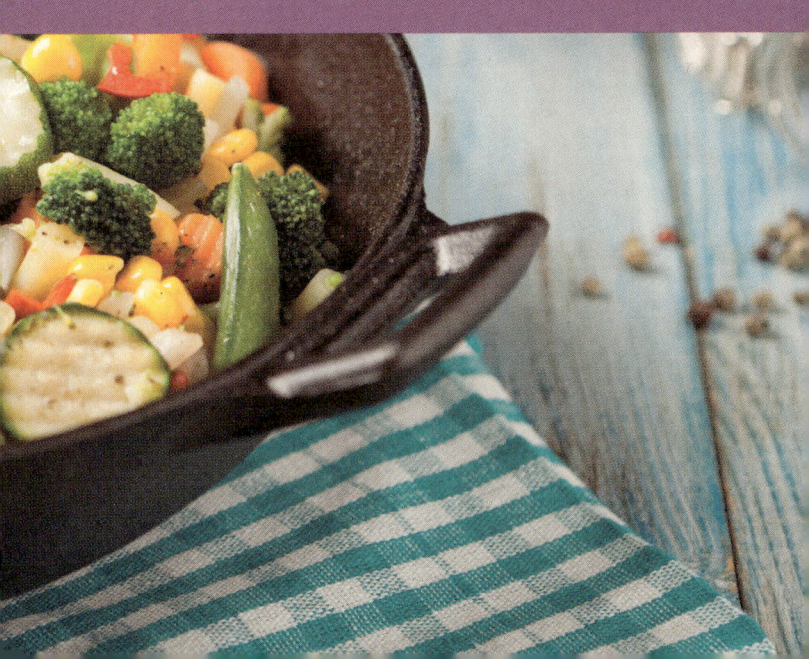

Lupinennudeln mit Pesto

Zutaten für 4 Portionen

100 g Lupinenschrot · 1 Zwiebel · 1 EL Olivenöl
2 EL Pinienkerne · 1 Glas Pesto (etwa 125 g)
400 g Spaghetti · Salz nach Belieben
Parmesan am Stück zum Anrichten

1   Das Lupinenschrot in einem Schälchen mit so viel frisch aufgekochtem Wasser übergießen, dass es gut davon bedeckt ist. Dann 15 Minuten ziehen lassen, auf ein Sieb abgießen und gut abtropfen lassen.

2   Die Zwiebel schälen, fein zerkleinern und in einer Pfanne mit dem heißen Öl glasig braten. Lupinenschrot und Pinienkerne hinzufügen und alles bei mittlerer Hitze braten, bis die Pinienkerne leicht gebräunt sind.

3   Die Pfanne von der Kochstelle nehmen, Schrot und Pinienkerne mit dem Pesto vermischen und alles zugedeckt warm halten.

4   Die Spaghetti in reichlich Salzwasser bissfest kochen, dabei gegen Ende der Garzeit 3 bis 4 EL Nudelwasser zur Lupinenmischung geben. Die Nudeln abgießen, abgetropft mit den Lupinen vermischen. Auf vorgewärmten Tellern anrichten und nach Wunsch über jede Portion noch Parmesankäse hobeln.

Wokgemüse mit Lupinen

Zutaten für 2 Portionen
2 Frühlingszwiebeln · 200 g Champignons
2 EL Zitronensaft · 1 mittelgroße Süßkartoffel
2 dicke Möhren · 4 EL Erdnussöl
100 g Lupinenkerne in Salzlake · 3 EL Gemüsebrühe
Frisch gemahlener Pfeffer

1 Die Frühlingszwiebeln waschen und mit dem Grün in Röllchen schneiden. Die Pilze putzen, kurz waschen, gut trockentupfen und in Scheiben schneiden. Beide Zutaten in einer Schüssel mit dem Zitronensaft vermischen.

2 Die Süßkartoffel und die Möhren schälen, waschen und jeweils in dünne Stifte hobeln oder mit dem Spiralschneider zu Gemüsenudeln schneiden.

3 Das Öl im Wok erhitzen und die Süßkartoffeln mit den Möhren darin unter Wenden bei mittlerer Hitze bräunen. Die Frühlingszwiebeln, die Pilze und die abgetropften Lupinenkerne zugeben und bei mittlerer Hitze etwa 5 Minuten braten, dabei immer wieder wenden.

4 Die Brühe hinzufügen, das Gemüse einige Male durchrühren, um den Bratfond zu lösen und dann zugedeckt bei mittlerer Hitze einige Minuten garen, bis die Süßkartoffel bissfest ist. Mit Pfeffer abschmecken.

Auberginenrollen

Zutaten für 4 Portionen

2 mittelgroße Auberginen (etwa 800 g) · 7 EL Öl
50 g Lupinenschrot · Salz nach Belieben
Frisch gemahlener Pfeffer · 1 Handvoll Basilikum
2–3 EL frisch geriebener Parmesankäse

1 Die Auberginen waschen und der Länge nach in dünne Scheiben schneiden. 8 lange Scheiben zum Füllen jeweils auf einer Seite mit etwas Öl bestreichen.

2 Den Rest der Auberginen fein zerkleinern, mit dem Lupinenschrot und 2 EL Öl in einer Pfanne anbraten, kräftig mit Salz und Pfeffer würzen und zugedeckt bei mittlerer Hitze etwa 5 Minuten schmoren. Dann in einer Schüssel abkühlen lassen.

3 Die Basilikumblättchen abzupfen, waschen, trocken-tupfen und fein zerkleinern und zu den Auberginen in die Schüssel geben. Den Parmesan hinzufügen und alles mischen.

4 Diese Mischung auf den Auberginenscheiben vertei-len, die Scheiben aufrollen, mit Küchengarn umwickeln und im restlichen Öl etwa 10 Minuten braten und dabei ein- oder zweimal wenden. Mit frisch gekochtem Reis oder Bratkartoffeln servieren.

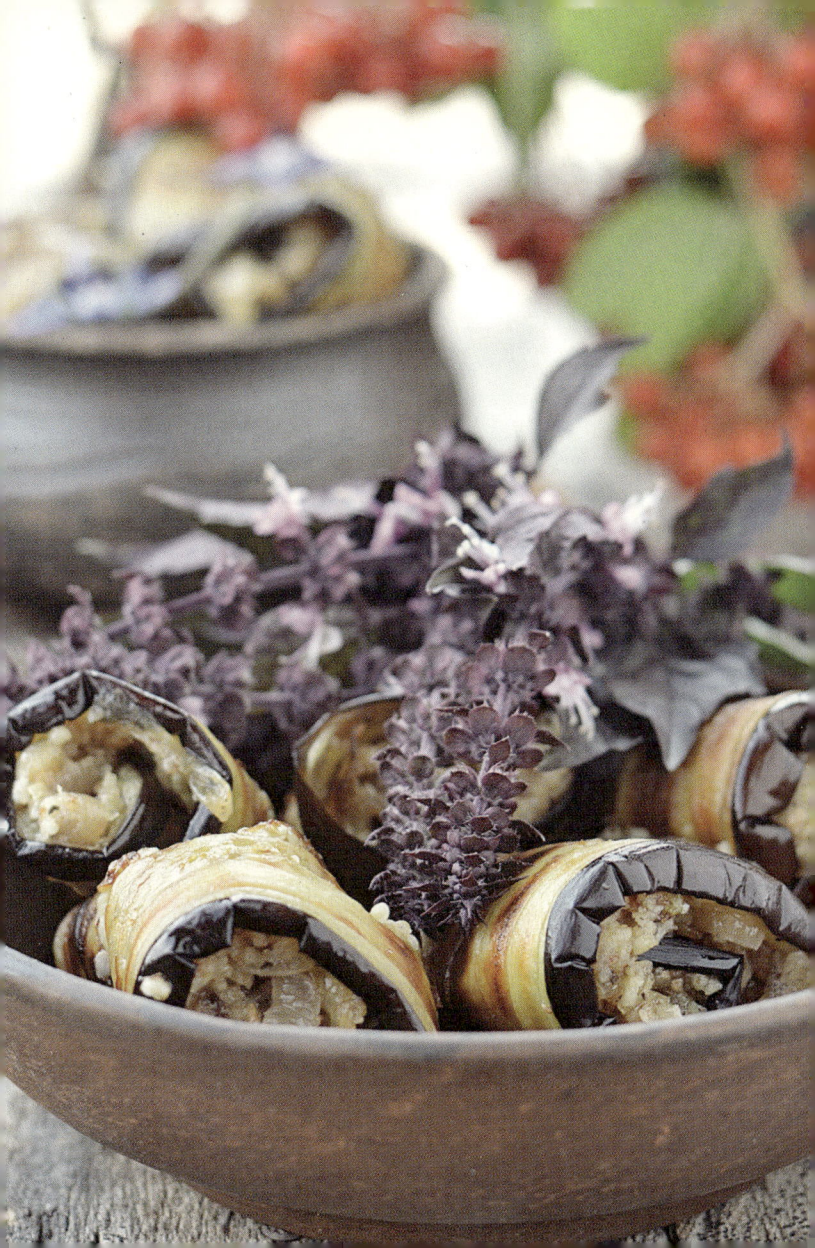

Spargelkuchen

Zutaten für 9 Stücke

500 g grüner und/oder weißer Spargel
1 Handvoll Bärlauch, Estragon und Petersilie gemischt
1 EL Olivenöl · ½ TL Salz · Frisch gemahlener Pfeffer
100 g Butter · Abgeriebene Schale von ½ Bio-Zitrone
140 g Joghurt · 1 Ei · 2 EL geriebener Parmesankäse
100 g Lupinenmehl · 40 g Speisestärke
1 große Messerspitze Backpulver

1 Den Spargel waschen, schälen und die Stangen dann in kleine Stücke schneiden. Die Kräuter waschen, trockentupfen und mittelfein zerkleinern.

2 Spargel und Kräuter im heißen Öl unter ständigem Wenden etwa 2 Minuten braten, mit etwas Salz und Pfeffer würzen und wieder abkühlen lassen.

3 Die Butter mit dem restlichen Salz und der Zitronenschale cremig rühren. Nun zuerst den Joghurt, dann das Ei unterrühren. Zuletzt Käse, Lupinenmehl, Speisestärke und Backpulver vermischen und unter den Teig rühren.

4 Den Teig in einer gefetteten rechteckigen Form (etwa 24 mal 20 cm) glatt streichen, die Spargelmischung darauf verteilen und den Kuchen im vorgeheizten Backofen bei 180 °C etwa 35 Minuten backen.

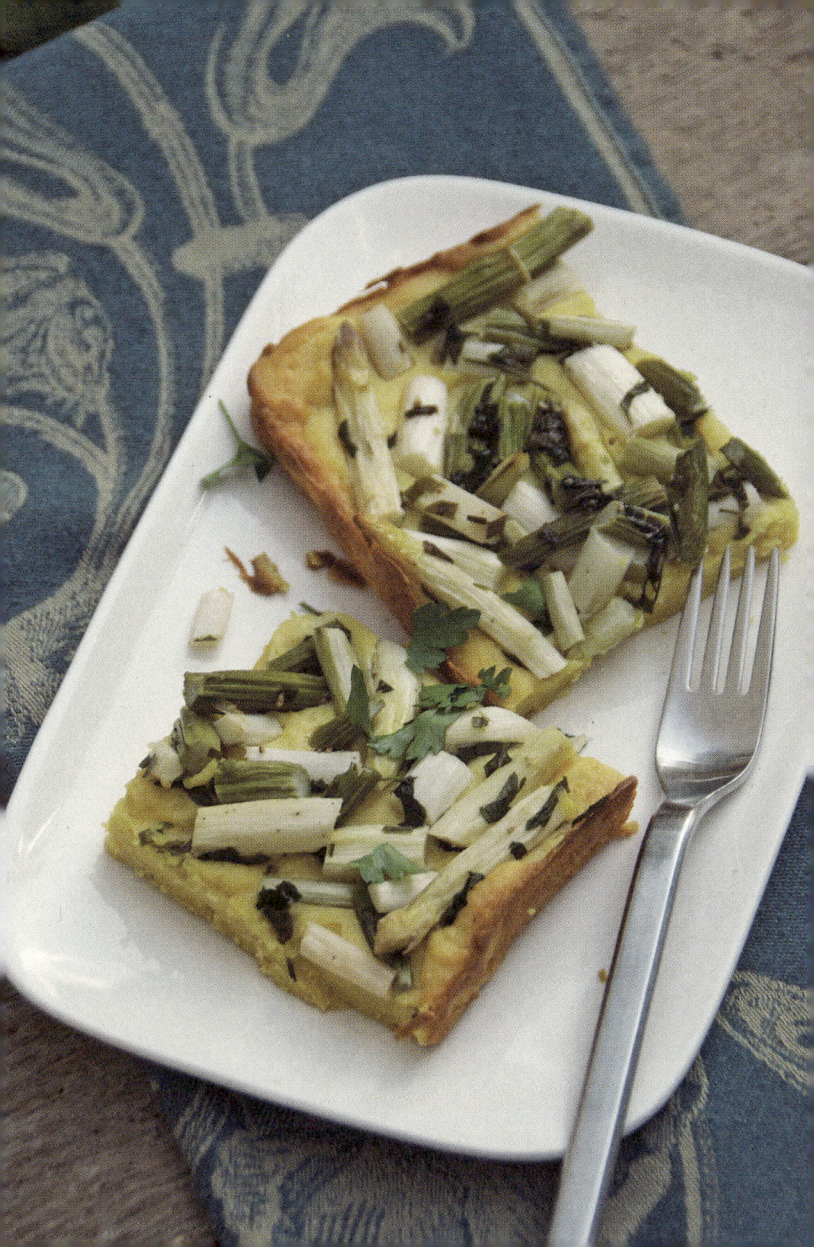

Zucchini-Lupinen-Frikadellen

Zutaten für 4 Portionen
5 kleine Zucchini · 1 Frühlingszwiebel
½ Handvoll Petersilie · 4 EL Lupinenmehl
1 EL Semmelbrösel · 2 EL geriebener Hartkäse aus Schaf-
milch (Pecorino oder Manchego) · Salz nach Belieben
Frisch gemahlener Pfeffer · Öl zum Braten

1 Die Zucchini waschen, abtrocknen, von Stiel- und Blütenansätzen befreien und raspeln. Die Frühlingszwiebel und die Petersilie waschen, trockentupfen und fein zerkleinern, dabei das Zwiebelgrün mit verwenden.

2 Alle diese Zutaten in einer Schüssel mit Lupinenmehl und Semmelbröseln verrühren und zugedeckt bei Zimmertemperatur 15 Minuten ruhen lassen. Dann mit dem Käse vermengen und mit Salz und Pfeffer würzen.

3 In einer großen beschichteten Bratpfanne das Öl erhitzen. Den Zucchiniteig portionsweise mit einem Löffel als Frikadellen ins Fett setzen. Bei mittlerer Hitze pro Seite 4 bis 5 Minuten braten, bis sie goldgelb sind. Heiß aus der Pfanne servieren.

Tipp: Kleine Zucchini schmecken aromatischer, weil sie weniger Wasser enthalten. Lupinenmehl gibt dem Frikadellenteig Bindung, sodass Sie keine Eier brauchen.

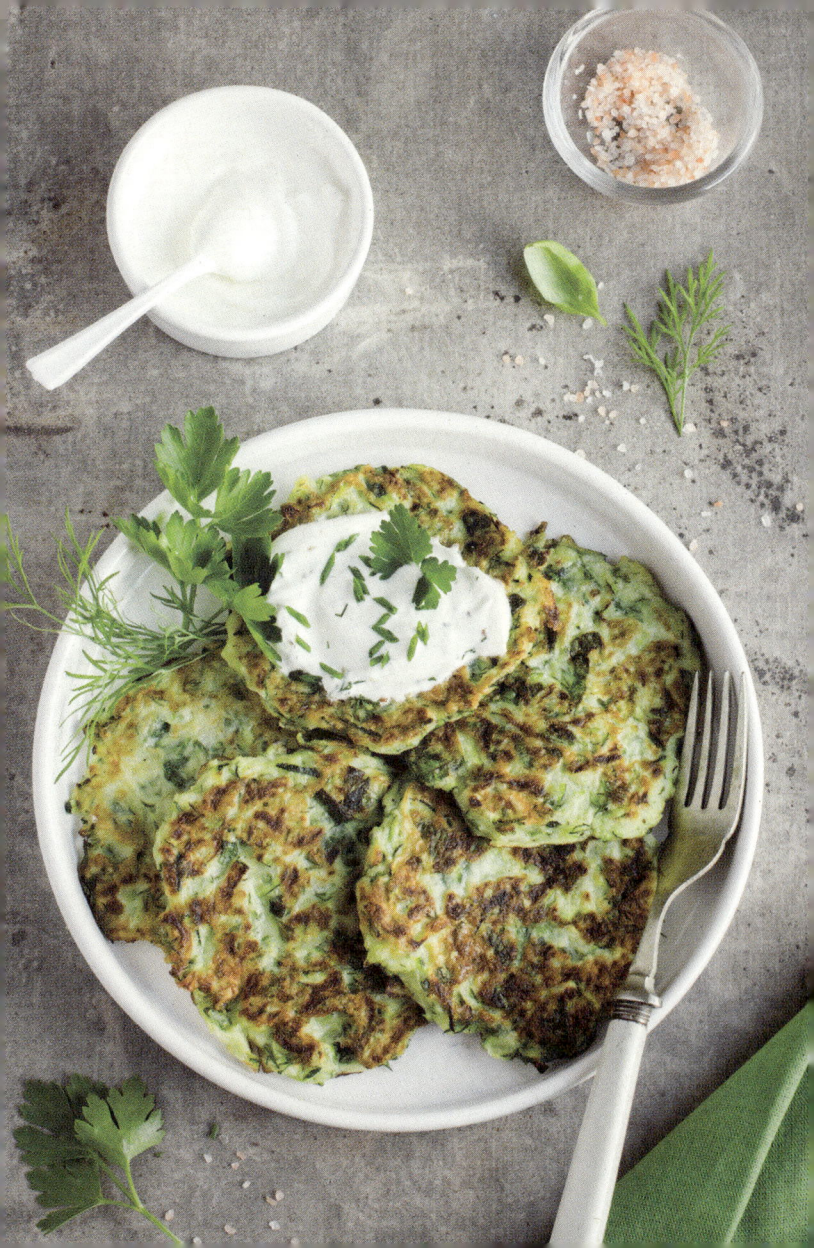

Lupinenaufstrich

Zutaten für 4 Portionen

30 g Lupinenschrot · 90 ml kochendes Wasser
1 TL Senf · 30 ml Öl · Salz nach Belieben
Frisch gemahlener Pfeffer

1 Das Schrot mit dem kochenden Wasser übergießen und zugedeckt etwa 3 Stunden quellen lassen.

2 Das Schrot in den Mixer geben, den Senf und das Öl hinzufügen und alles pürieren, bis eine glatte Mischung entstanden ist, dann mit Salz und Pfeffer abschmecken.

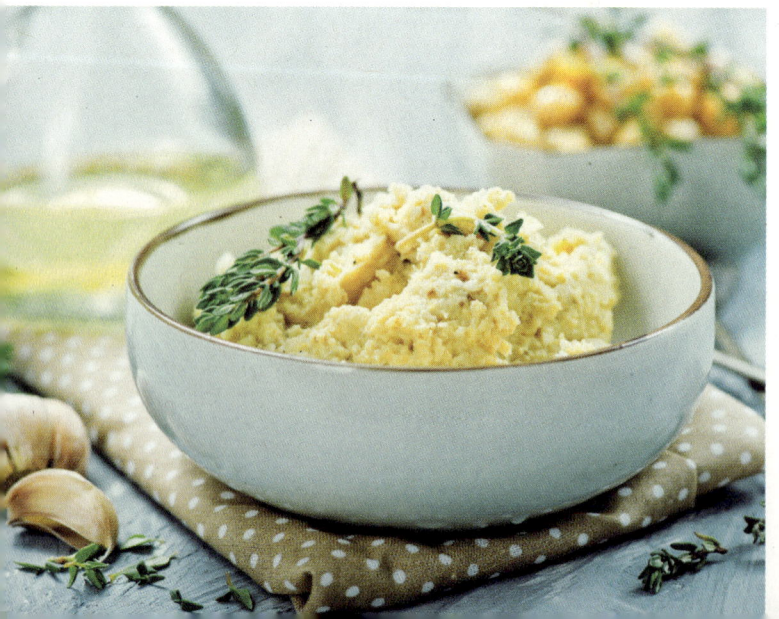

Kartoffeln mit Lupinensauce

Zutaten für 3–4 Portionen

*1 kg neue Kartoffeln · 3 Frühlingszwiebeln · 1 Bund
Radieschen · 100 g Senfgurken (Glas) · 1 Handvoll
Basilikum · 100 g Lupinenaufstrich (→ Seite 82)
150 g Ziegen- oder Sojajoghurt · Salz nach Belieben
Frisch gemahlener Pfeffer · 1 Prise Zucker*

1 Die Kartoffeln waschen, dabei gründlich bürsten und
ungeschält in wenig Wasser zugedeckt bei mittlerer Hitze
in etwa 20 Minuten weich garen.

2 Die Frühlingszwiebeln putzen, waschen und mit
dem saftigen Zwiebelgrün in feine Röllchen schneiden.
Die Radieschen waschen und putzen, die Senfgurken
abtropfen lassen, dann beide Zutaten klein würfeln. Das
Basilikum waschen, trockentupfen und grob zerkleinern.

3 Den Lupinenaufstrich mit dem Joghurt glatt rühren,
mit allen zerkleinerten Zutaten mischen und mit Salz,
Pfeffer und Zucker abschmecken.

4 Die Kartoffeln abgießen, etwa ausdämpfen lassen
und mit der Schale anrichten. Zur Sauce servieren.

Tipp: Statt Lupinenaufstrich können Sie auch eine
vegane Mayonnaise aus dem Bioladen nehmen.

Lupinentäschchen

Zutaten für 12 Stück

Für den Teig: 200 g Dinkelmehl (Type 630)
100 g Lupinenmehl · ½ Päckchen Trockenhefe
1 TL Salz · 200 ml Mandeldrink · 1 EL Olivenöl
Für die Füllung: 200 g Lupinencreme (Gurkensandwich
→ Seite 66) oder Pesto aus dem Glas · 1 Ei
1 TL Zitronensaft · Frisch gemahlener Pfeffer

1 Beide Mehlsorten mit Hefe und Salz in einer Schüssel mischen. Mandeldrink und Öl zugeben und alles etwa 5 Minuten kneten, bis sich der Teig zu einem Kloß formt. Dann zugedeckt an einem warmen Ort etwa 1 Stunde ruhen lassen, bis er sichtbar aufgegangen ist.

2 Die Lupinencreme mit dem Ei und dem Zitronensaft verrühren und mit Pfeffer abschmecken.

3 Den Teig auf Mehl dünn ausrollen und in Quadrate von etwa 15 mal 15 cm schneiden. Auf jedes Quadrat 1 EL Füllung setzen. Die Teigränder mit Wasser bestreichen, den Teig über der Füllung zusammenklappen und die Teigränder mit den Zinken einer Gabel festdrücken.

4 Die Täschchen auf ein gefettetes Backblech legen, mit Wasser bestreichen und im vorgeheizten Backofen bei 200 °C in etwa 20 Minuten goldbraun backen.

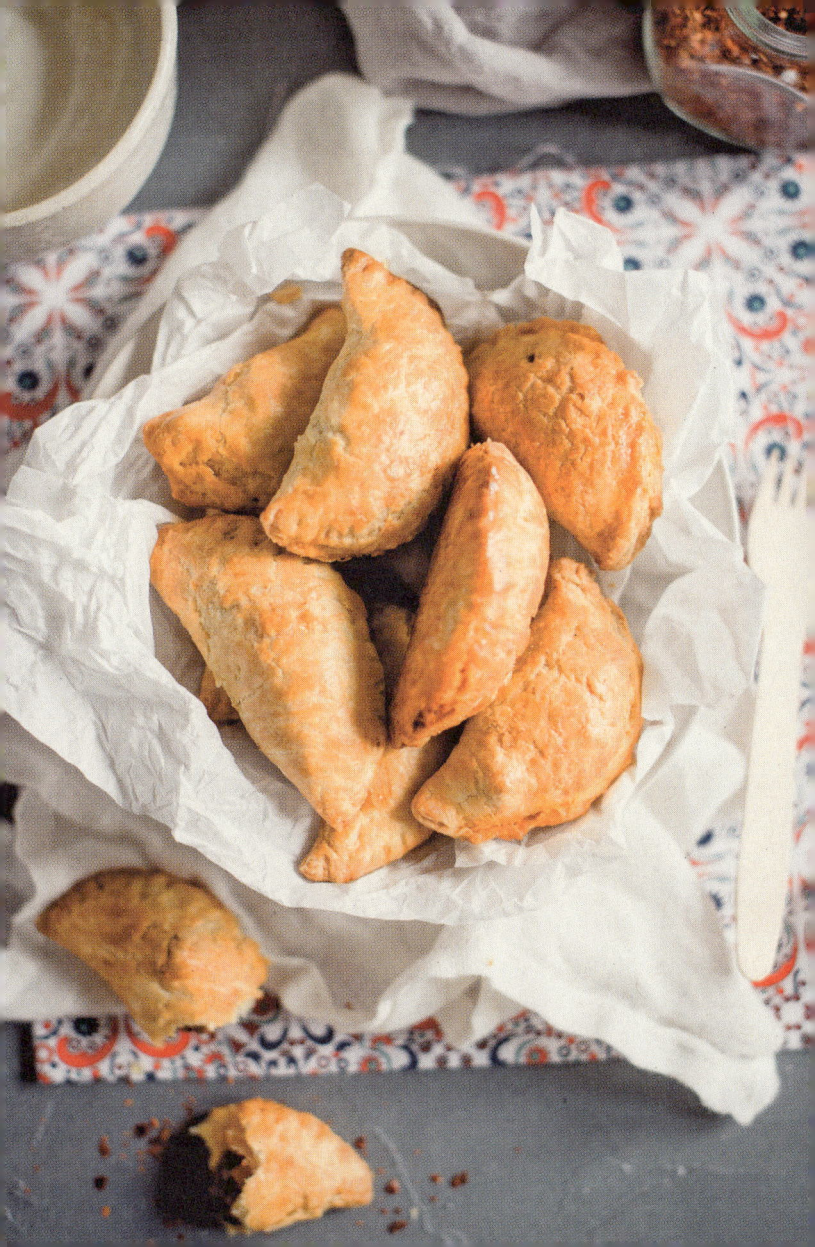

Falafel

Zutaten für 4 Portionen

*100 g Lupinenschrot · Je 50 getrocknete Erbsen und
Kichererbsen · 50–100 ml Wasser · Salz nach Belieben
1 kleine Zwiebel · 1 Knoblauchzehe · 1 mittelscharfe
Chilischote · 1 TL abgeriebene Bio-Zitronenschale
Saft von 1 Zitrone · Sonnenblumenöl zum Frittieren*

1 Das Lupinenschrot, die Erbsen und die Kichererbsen
in reichlich Wasser etwa 12 Stunden einweichen.

2 Für die Zubereitung Schrot, Erbsen und Kichererbsen
auf ein Sieb abgießen, kalt abspülen und dann mit 50 ml
Wasser pürieren. Eventuell noch Wasser zugießen: Die
Masse soll so fest wie Frikadellenteig sein.

3 Die Zwiebel und den Knoblauch schälen, die Chilischote waschen, von Stiel und Kernen befreien. Diese
drei Zutaten fein zerkleinern, dann mit Zitronenschale,
dem ausgepressten Zitronensaft und Salz zum Lupinenpüree geben und alles vermischen.

4 Aus dem Teig etwa walnussgroße Bällchen formen
und in einer Fritteuse oder einem hohen Topf bei mittlerer Hitze etwa 5 Minuten goldbraun ausbacken.

Tipp: Mit Joghurt und Fladenbrot servieren.

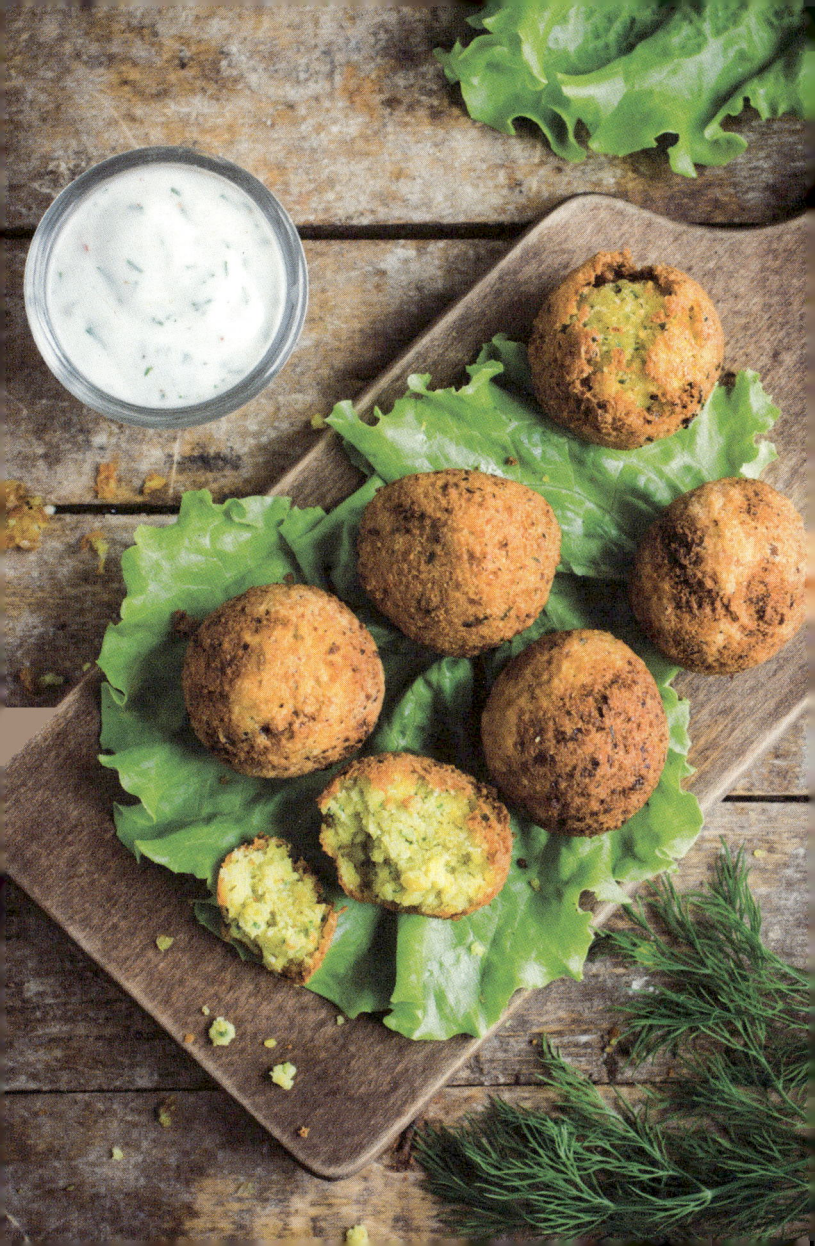

Tomaten-Käse-Kuchen

Zutaten für 4 Portionen

150 g altbackener Pumpernickel
100 g Lupinenschrot · 50 ml Olivenöl · 3 Eier
500 g fettarmer Frischkäse · Salz nach Belieben
Frisch gemahlener Pfeffer · 2 EL Speisestärke
Etwa 500 g bunte Cocktailtomaten

1 Den Pumpernickel im Blitzhacker fein zerkleinern und mit dem Lupinenschrot in eine Schüssel geben. Das Öl zufügen und alles mit einer Gabel verkneten.

2 4 Dessertringe auf ein Backblech mit Backpapier setzen, die Pumpernickelmischung in den Ringen verteilen und mit einem Löffel zu Kuchenböden flach drücken.

3 Die Eier trennen und den Frischkäse mit Eigelb, Salz und Pfeffer verrühren. Das Eiweiß steif schlagen und auf die Käsecreme geben, die Speisestärke darübersieben, alles mit einem Schneebesen mischen und in den Dessertringen glatt streichen. Die Tomaten waschen, trockentupfen, halbieren und auf die Kuchen legen.

4 Die Kuchen im vorgeheizten Backofen bei 200 °C etwa 45 Minuten backen. In den Ringen abkühlen lassen, dann die Ringe abnehmen und die Kuchen vom Backpapier auf Portionsteller schieben.

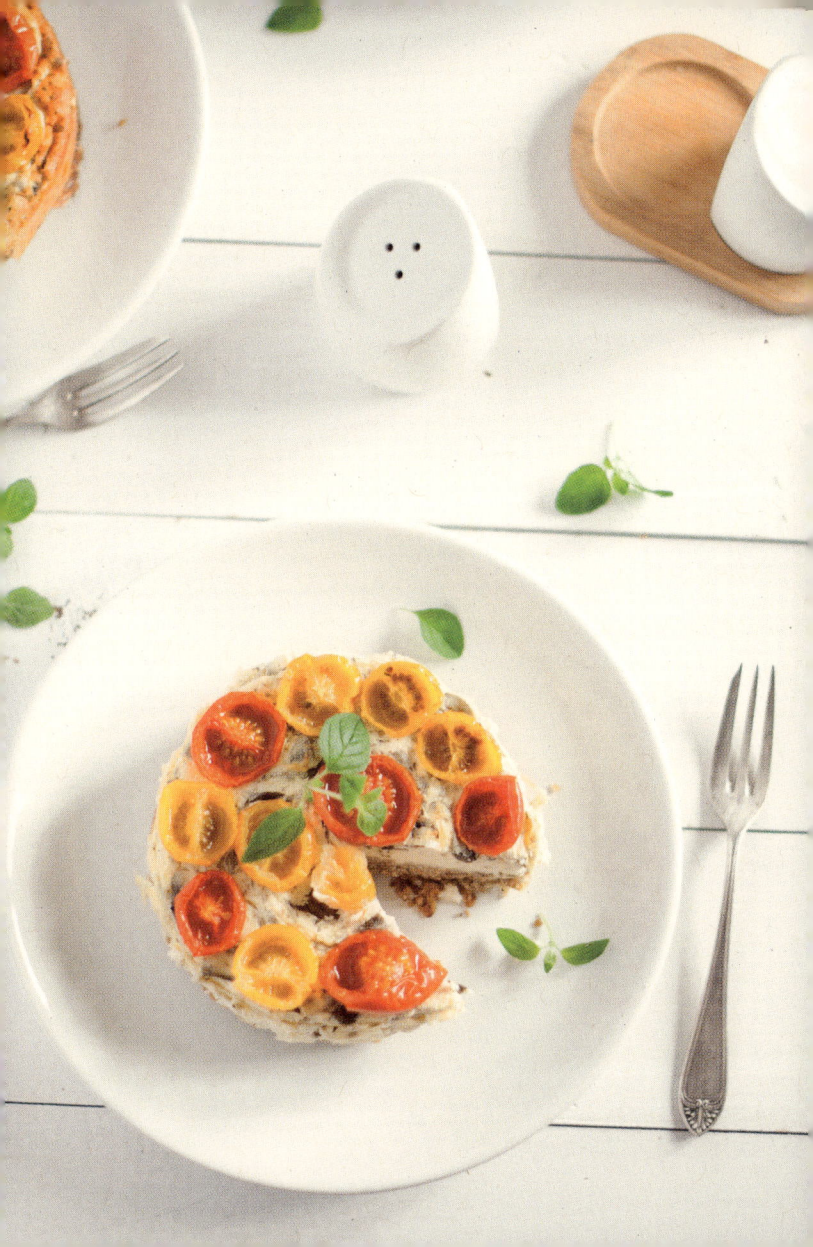

Ofengemüse mit Lupinen

Zutaten für 8 Portionen

2 kleine schlanke Auberginen · 3 kleine feste Zucchini
Je 1 rote und gelbe Paprikaschote · 1 Gemüsezwiebel
4 große reife Tomaten · 1 Handvoll Thymian
3 Zweige Salbei · 200 g Lupinenkerne in Salzlake
8 EL Olivenöl · 1–2 TL »Ras el Hanout«-Gewürz
1 Handvoll Petersilie

1 Die Auberginen, die Zucchini und die Paprikaschoten waschen, abtrocknen, putzen und grob zerkleinern. Die Gemüsezwiebel schälen und in dünne Scheiben schneiden. Die Tomaten waschen und würfeln. Thymian und Salbei waschen und trockentupfen, aber nicht zerkleinern.

2 Das klein geschnittene Gemüse in einer Schüssel mit Thymian und Salbei, den abgetropften Lupinenkernen, dem Öl und dem Ras el Hanout mischen und in eine Gratinform geben.

3 Die Gemüsemischung im vorgeheizten Backofen bei 180 °C etwa 1 Stunde garen, bis das Gemüse sehr weich ist. Herausnehmen und im Sud etwas abkühlen lassen. Die Petersilie waschen, trockentupfen, fein zerkleinern und unter das Gemüse mischen. Das Gemüse am besten lauwarm servieren.

Fenchel mit Gnocchi

Zutaten für 4 Portionen

3 kleine Fenchelknollen · 3 EL Olivenöl
Salz nach Belieben · Frisch gemahlener Pfeffer
1 Zwiebel · 3 kleine Möhren · 3 Zweige Thymian
75 g Lupinenschrot · 4 EL Hafercreme
400 g Gnocchi (Kühlregal)

1 Den Fenchel putzen, waschen, in Stücke schneiden und in einer großen Pfanne mit dem heißen Öl unter ständigem Wenden etwa 5 Minuten braten. In eine Gratinform geben, mit Salz und Pfeffer würzen.

2 Die Zwiebel und die Möhren schälen und fein zerkleinern, den Thymian waschen, trockentupfen und die Blättchen abzupfen.

3 Diese zerkleinerten Zutaten mit dem Lupinenschrot in der Pfanne etwa 3 Minuten sanft braten. Mit der Hafercreme mischen, mit Salz und Pfeffer würzen und über dem Fenchel verteilen. Fenchel im vorgeheizten Backofen bei 200 °C etwa 30 Minuten backen.

4 Inzwischen die Gnocchi kochen, dann abgießen und abtropfen lassen. Den Fenchel aus dem Ofen nehmen, die Gnocchi darüber verteilen, alles locker durchmischen und sofort servieren.

Flammkuchen

Zutaten für 2 Portionen

Für den Teig: 150 g Weizenmehl Type 550
150 g Lupinenmehl · ½ Päckchen Trockenhefe
1 TL Salz · 150 ml l lauwarmes Wasser
Für den Belag: 3 kleine Zucchini · Saft von 1 kleinen
Bio-Zitrone · 6 EL Olivenöl · Frisch gemahlener Pfeffer
200 g Fetakäse · ½ Handvoll beliebige Kräuter

1 Für den Teig alle Zutaten mischen und etwa 5 Minuten kneten, bis sich ein Kloß bildet. Den Teig nun zugedeckt an einem warmen Ort etwa 1 Stunde ruhen lassen, bis er sichtbar aufgegangen ist.

2 Inzwischen die Zucchini waschen, abtrocknen, putzen und in dünne Scheiben schneiden. Mit Zitronensaft, Öl und Pfeffer in einer flachen Schüssel ziehen lassen, dabei immer wieder durchmischen.

3 Den Teig auf Mehl rund ausrollen und auf ein gefettetes Backblech legen. Zuerst die Zucchini, dann den zerkrümelten Feta darauf verteilen.

4 Den Flammkuchen im vorgeheizten Backofen bei 220 °C etwa 20 Minuten backen, bis Zucchini und Feta leicht gebräunt sind. Mit den zerkleinerten Kräutern bestreut heiß servieren.

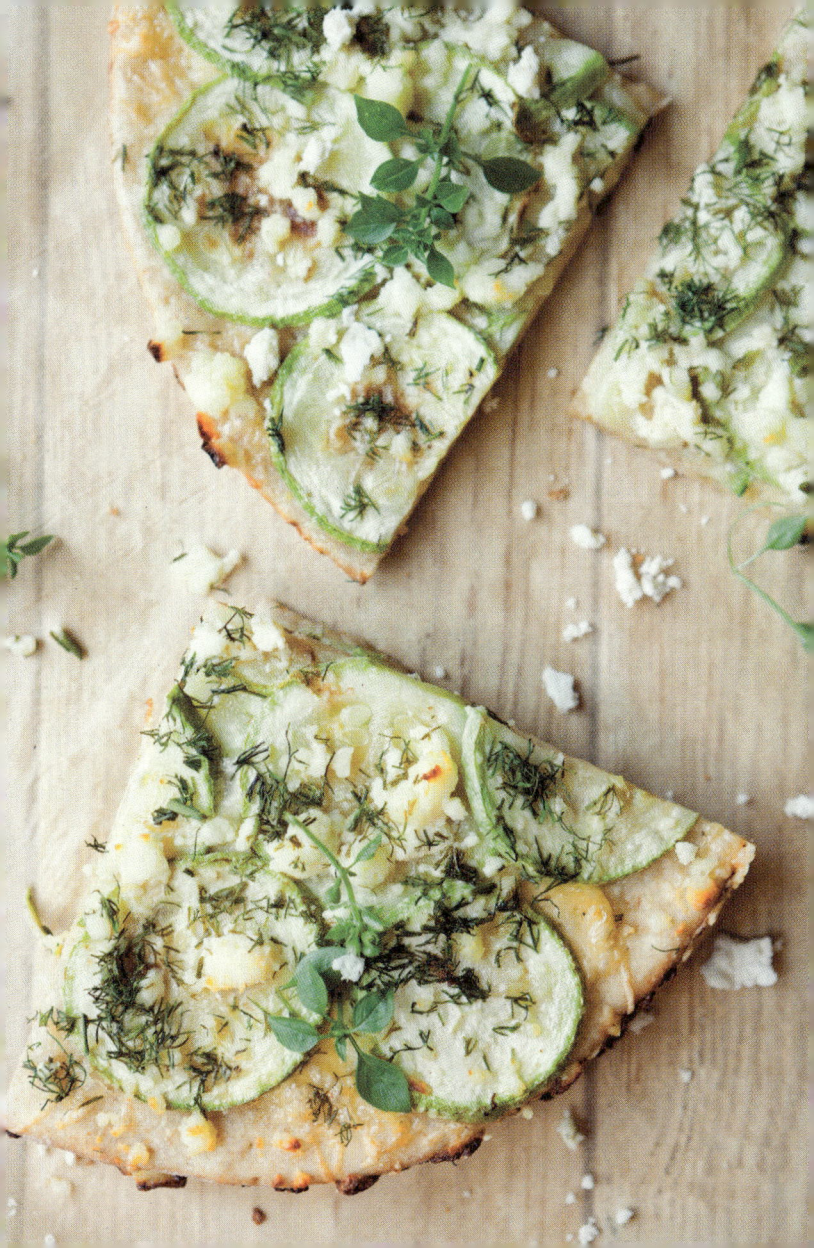

Gemüsecurry

Zutaten für 4 Portionen

1 kg junge Möhren · 1 rote Zwiebel
2 Knoblauchzehen· 1 Stück frischer Ingwer (etwa
5 cm lang) · 1 Chilischote · 2 EL Zitronensaft
1 EL Erdnussöl · 1 EL Garam masala
200 g Vollmilchjoghurt · 100 ml Gemüsebrühe
1 gehäufter TL Lupinenmehl · 200 g Lupinen-Tempeh
Salz nach Belieben

1   Die Möhren waschen oder schälen und in dünne Stifte schneiden. Zwiebel, Knoblauch und Ingwer schälen und fein zerkleinern. Die Chilischote waschen, putzen und in feine Streifen schneiden, dann alle diese Zutaten mit dem Zitronensaft mischen.

2   Das Öl erhitzen und das Garam masala darin bei schwacher Hitze anbraten. Die Möhrenmischung zugeben und kurz mitbraten.

3   Den Joghurt mit Gemüsebrühe und Lupinenmehl verrühren und unter Rühren langsam zum Curry gießen.

4   Tempeh in Stücke schneiden, vorsichtig untermischen und das Curry zugedeckt bei schwacher bis mittlerer Hitze 5 Minuten sanft köcheln lassen. Mit Salz abschmecken und mit frisch gekochtem Basmatireis servieren.

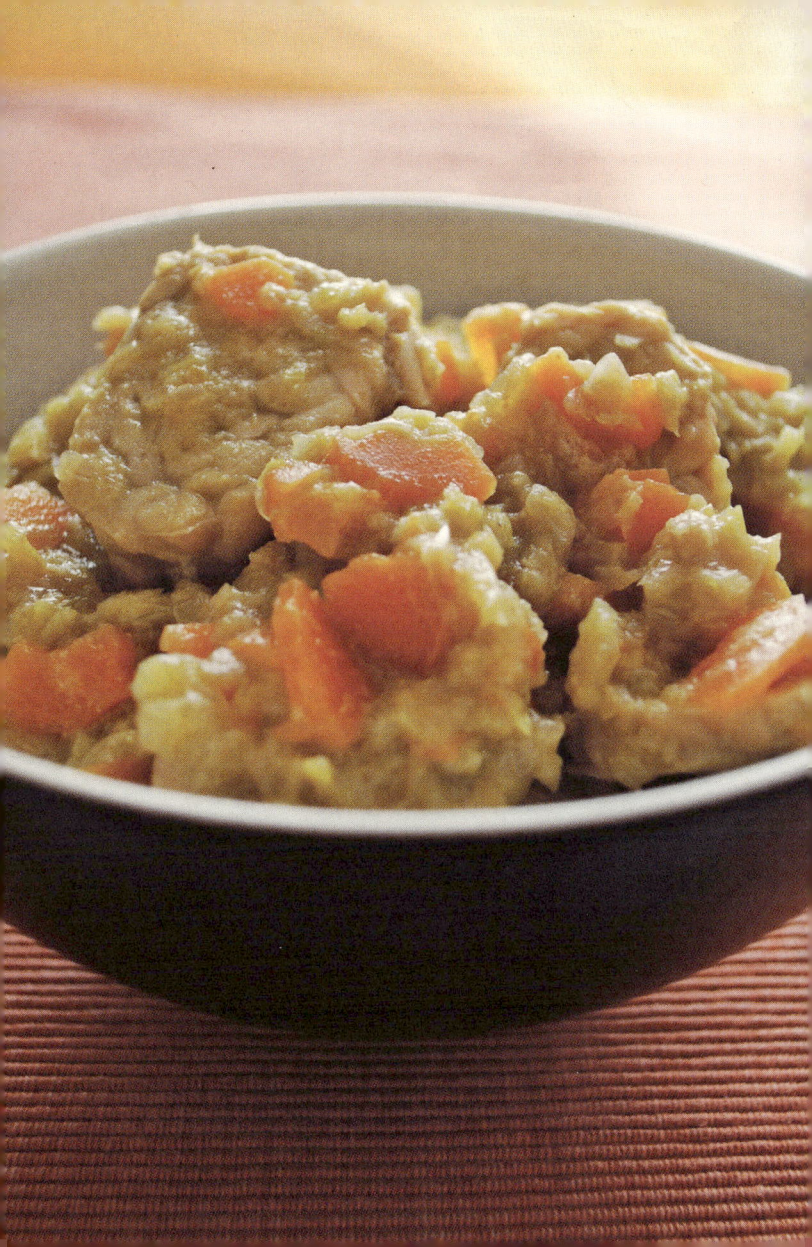

Lupinenpastetchen

Zutaten für 6 Portionen

2 gelbe Selleriestangen · 1 dünne Stange Lauch
2 Knoblauchzehen · 6 EL Öl · 100 g Lupinenschrot
100 ml Gemüsebrühe · 1 EL Crème fraîche
Saft von 1 kleinen Zitrone · ¼ TL Zitronenpfeffer
Salz nach Belieben · 8 Filoteigblätter (40 x 50 cm)
2–3 EL Schnittlauchröllchen

1 Für die Füllung die Selleriestangen und den geputzten Lauch waschen, den Knoblauch schälen und alles fein zerkleinern. Dann in einer Pfanne mit 2 EL Öl anbraten, das Lupinenschrot zugeben und kurz mitrösten.

2 Die Gemüsebrühe zugeben, aufkochen und das Schrot mit dem Gemüse zugedeckt 10 Minuten kochen lassen. Mit der Crème fraîche verrühren, mit Zitronensaft, Salz und Pfeffer würzen und mit dem Stabmixer pürieren.

3 6 Mulden eines Muffinblechs mit etwas Öl auspinseln. Je 4 Filoteigblätter übereinander legen, dabei mit Öl einpinseln. Die Blätter in 12 Rechtecke schneiden, in die Mulden drücken und die Füllung darin verteilen.

4 Pastetchen im vorgeheizten Backofen bei 180 °C in etwa 15 Minuten goldbraun backen. Kurz ruhen lassen, aus den Mulden lösen und mit Schnittlauch bestreuen.

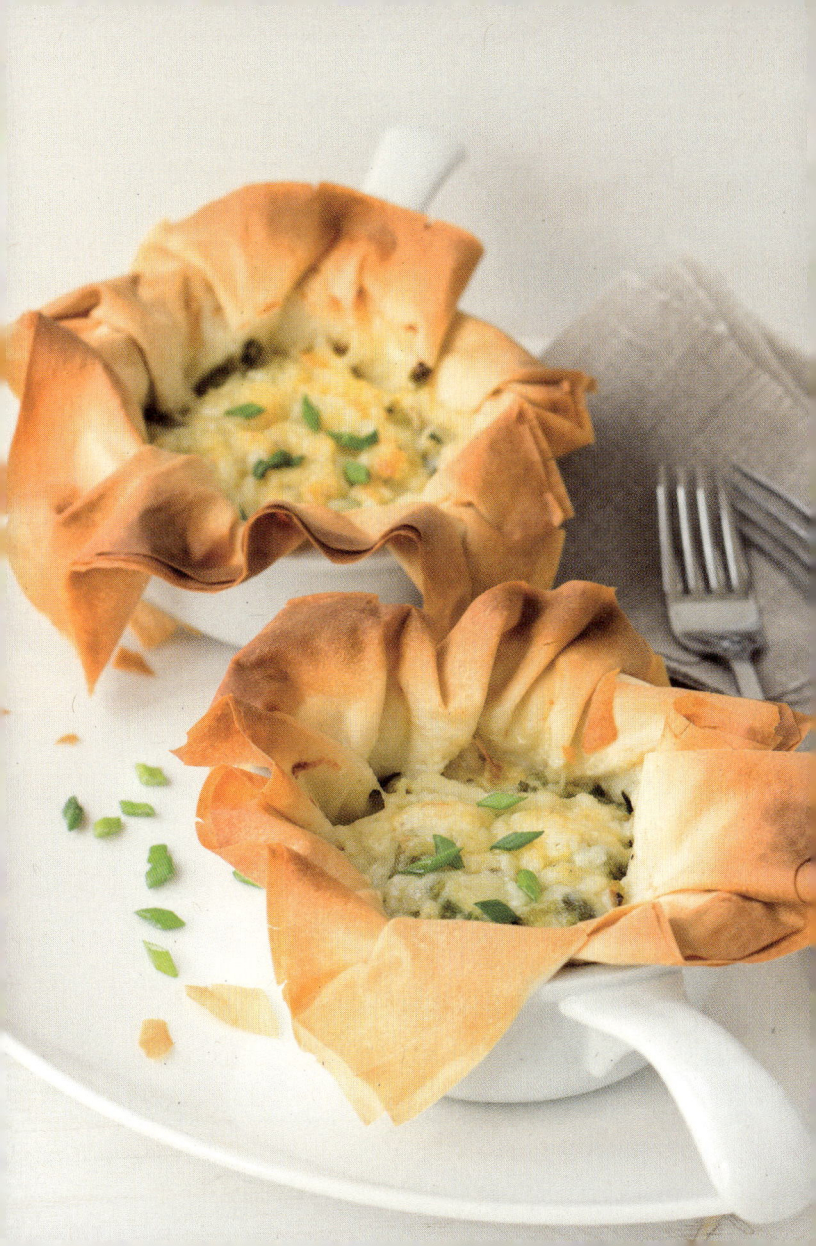

Kartoffel-Möhren-Auflauf

Zutaten für 4 Portionen

2 mittelgroße mehlige Kartoffeln · 300 g junge Möhren
1 TL Salz · 2 EL Lupinenflocken · 50 g Lupinenmehl
200 g Hafercreme · 1 Handvoll Petersilie · 1 EL Olivenöl
2 EL beliebiger geriebener Käse · Frisch gemahlener Pfeffer
Frisch geriebene Muskatnuss · Fett für die Form

1 Die Kartoffeln und die Möhren schälen, waschen und in eine Schüssel raspeln. Salz, Lupinenflocken, Lupinenmehl und Hafercreme zugeben und alles vermischen, dann zugedeckt 20 Minuten ruhen lassen.

2 Die Petersilie waschen, trockentupfen und fein zerkleinern. Mit dem Öl und dem Käse unter die Kartoffelmischung rühren. Die Mischung mit Pfeffer und Muskatnuss kräftig würzen und in einer gefetteten Auflaufform glatt streichen.

3 Den Auflauf im vorgeheizten Backofen bei 220 °C in etwa 40 Minuten goldbraun backen.

Tipp: Gelbe Carotinoide in Möhren leisten unserem Immunsystem Beistand: Sie greifen an, sobald »Feinde« in unseren Organismus einzudringen versuchen. So werden tiefere Gewebeschichten besser vor Schadstoffen geschützt.

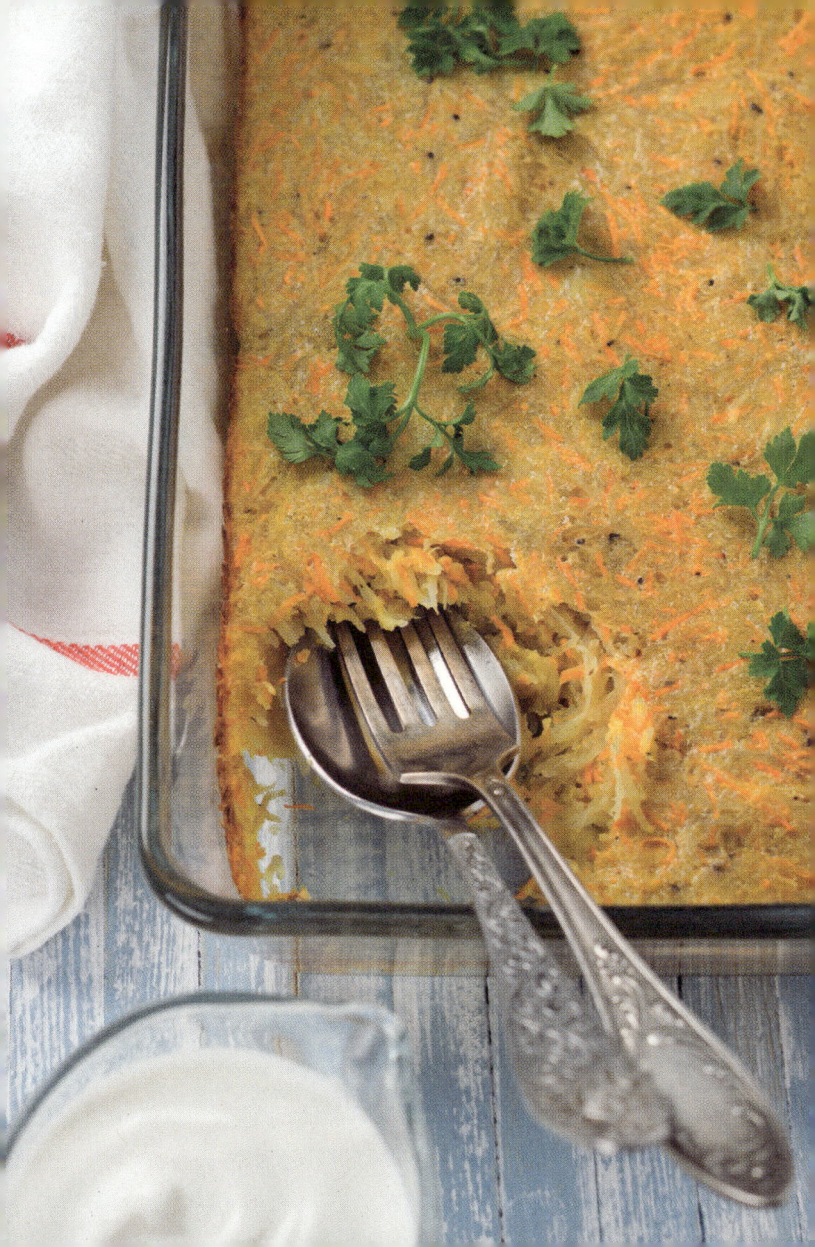

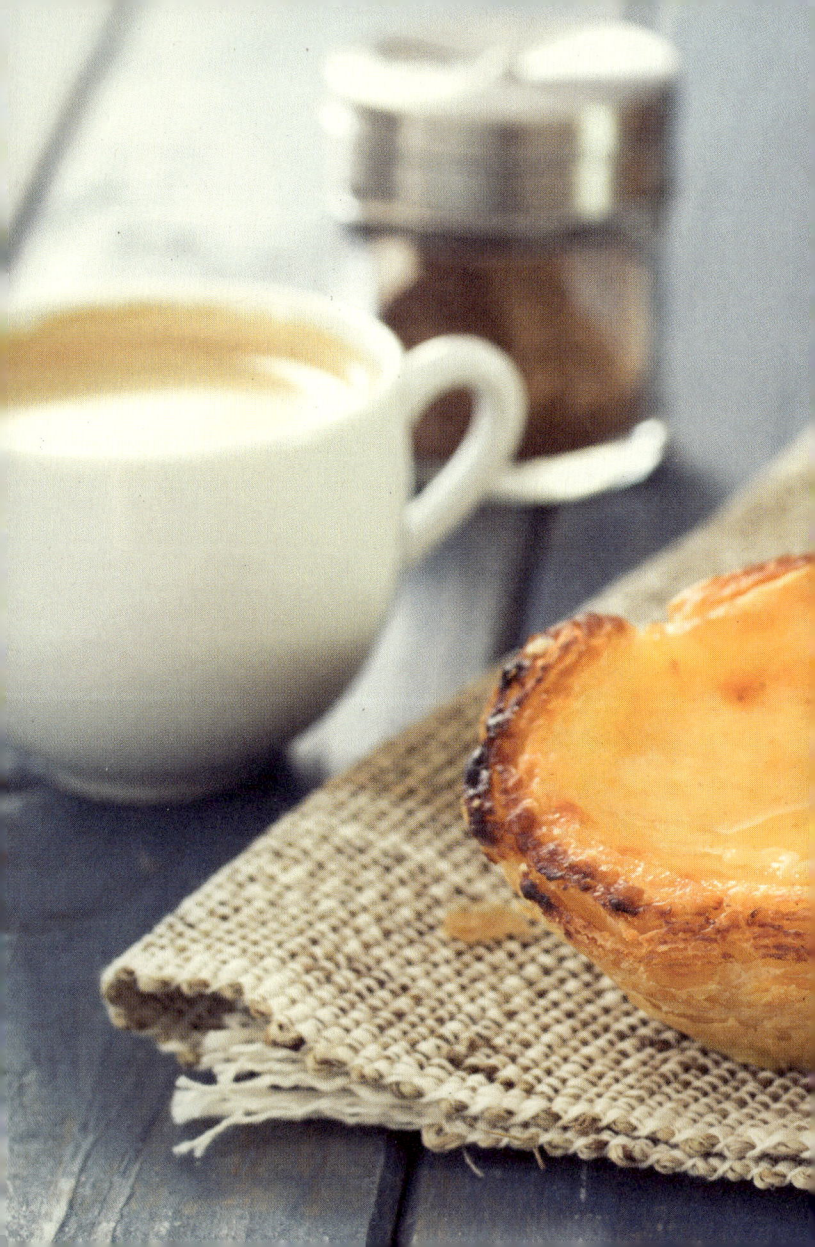

REZEPTE

Desserts & Süßgebäck

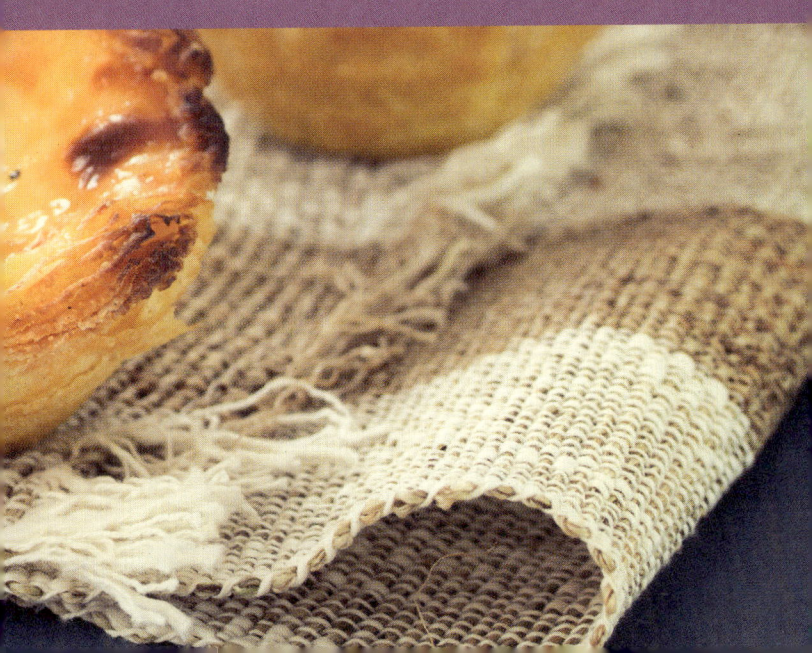

Quittentarte

Zutaten für 12 Stücke

Für den Belag: 4 große Quitten (etwa 800 g)
500 ml Orangensaft · 2 EL Honig
2 EL Lupinenflocken · 200 ml Mandeldrink
Für den Teig: 100 g Dinkelmehl · 100 g Lupinenmehl
50 g Rohrohrzucker · 100 g weiche Butter
Etwa 8 EL kaltes Wasser · 4–5 EL Zimtzucker

1 Die Quitten waschen und abtrocknen, dann vierteln, entkernen, schälen und in Spalten teilen. Den Orangensaft mit dem Honig in einem weiten Topf aufkochen. Die Quitten darin in etwa 3 Minuten garen. Mit einem Schaumlöffel herausnehmen und auf einen Teller legen.

2 Den Quittensud bei starker Hitze dick einkochen und von der Kochstelle nehmen. Die Lupinenflocken mit dem Mandeldrink glatt rühren und untermischen.

3 Für den Teig alle Zutaten miteinander verkneten. Eine gefettete Wähenform (30 cm Durchmesser) mit dem Teig auskleiden und dabei einen Rand formen.

4 Die Quitten auf dem Teigboden verteilen und mit der Sudmischung übergießen. Den Kuchen im vorgeheizten Backofen bei 200 °C etwa 45 Minuten backen. Heiß mit Zimtzucker bestreuen.

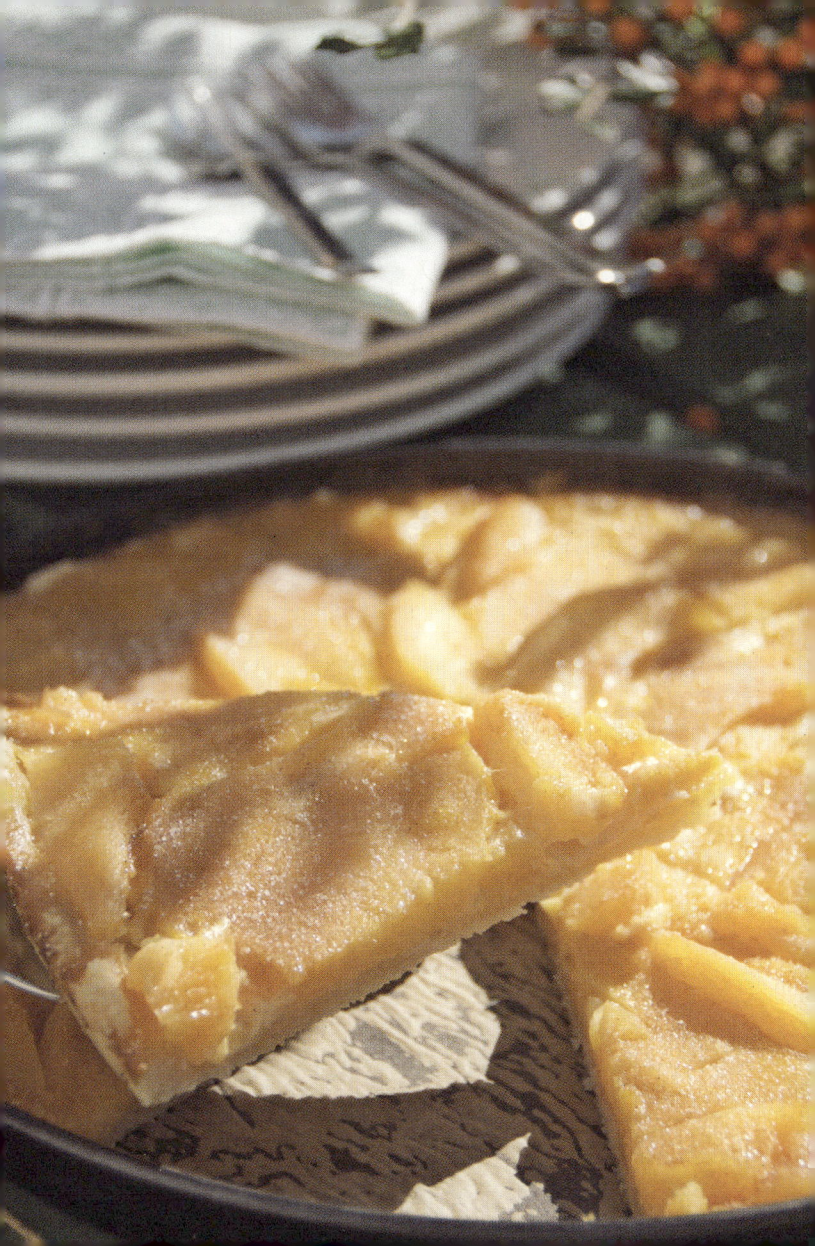

Brownies

Zutaten für 16 Stück

2 reife Bananen (etwa 180 g)
2 EL getrocknete Cranberrys · Saft von ½ Zitrone
100 g Mandeldrink · 200 g Edelbitterschokolade
100 g Butter · 60 g Rohrohrzucker · 2 Eier
150 g Lupinenmehl · 2 EL Speisestärke
1 EL Kakao · 1 TL Weinstein-Backpulver

1 Die Bananen schälen und zerdrücken, dann mit Cranberrys und Zitronensaft mischen. Mandeldrink erhitzen und die Hälfte der Schokolade darin schmelzen lassen.

2 Die Butter mit dem Zucker schaumig rühren. Zuerst die Eier, dann die Schokoladenmilch und die Bananenmischung unterrühren. Das Lupinenmehl mit Speisestärke, Kakao und Backpulver gemischt zugeben und alles zu einem cremigen Teig verrühren.

3 Den Teig auf einem gefetteten Backblech glatt streichen und im vorgeheizten Backofen bei 180 °C etwa 25 Minuten backen. Herausnehmen, kurz ruhen lassen, dann in Stücke teilen und abkühlen lassen.

4 Die restliche Schokolade hacken, in einen Topf geben und im heißen Wasserbad schmelzen. Dann mit einem Löffel in einem dünnen Strahl auf die Brownies träufeln.

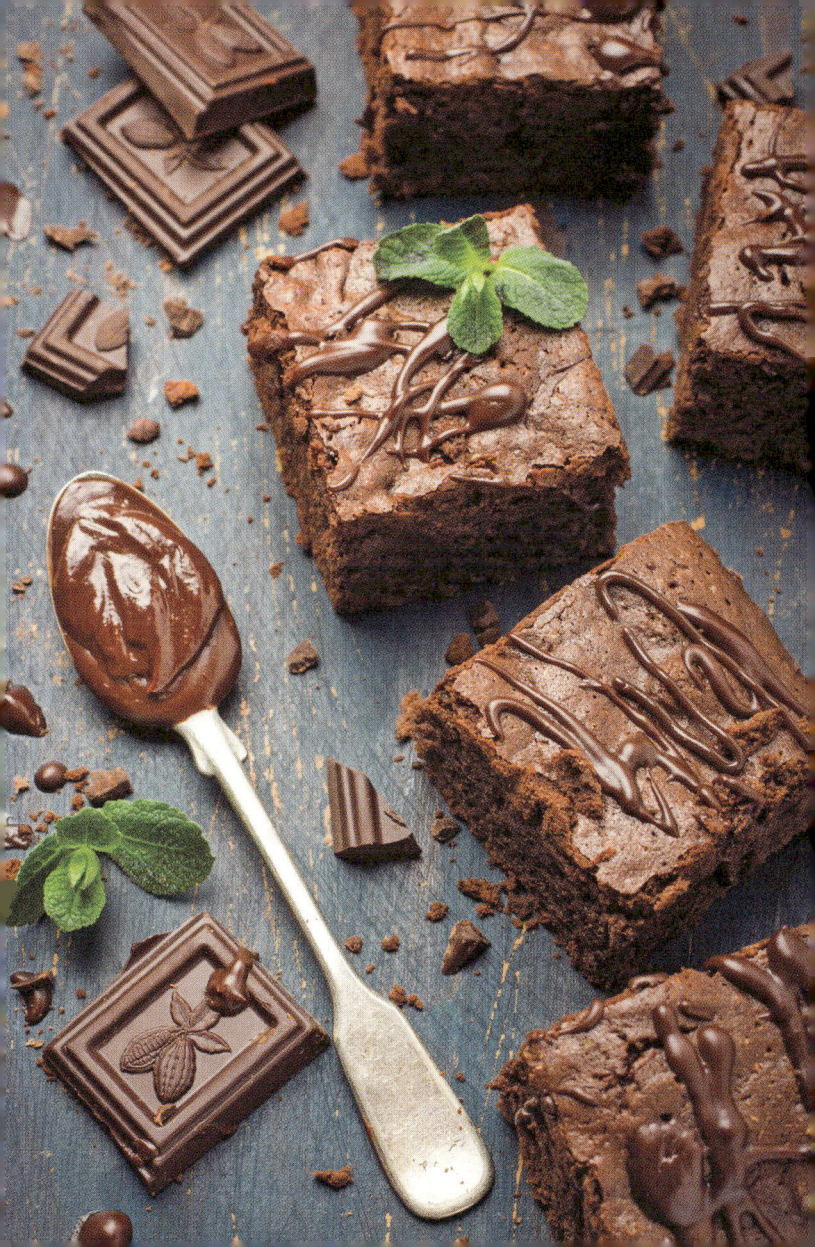

Kiwikuchen

Zutaten für 8 Stücke

Für den Teig: 3 feste Kiwis (etwa 370 g)
200 g Weizenmehl · 100 g Lupinenmehl · 1 TL Trockenhefe
100 g getrocknete Cranberrys · 100 g Butter
75 g Rohrohrzucker · 100 g Apfelmus · 3 Eier
Außerdem: 500 g Joghurt mit Pfirsich oder Aprikose
2 EL getrocknete Cranberrys

1 Die Kiwis schälen und klein würfeln. Die beiden Mehlsorten mit Hefe und Cranberrys mischen.

2 Die Butter mit dem Zucker cremig rühren. Zuerst das Apfelmus, dann die Eier unterrühren. Mehlmischung und Kiwis zufügen und alles mit einem Löffel verrühren.

3 Den Teig einer mit Backpapier bespannten Springform (20 cm Durchmesser) glatt streichen und im vorgeheizten Backofen bei 200 °C etwa 45 Minuten backen, bis er schön gebräunt ist. Herausnehmen, in der Form 10 Minuten ruhen lassen, herauslösen und zum Abkühlen auf ein Kuchengitter legen.

4 Zum Servieren den Kuchen in Stücke schneiden und auf Portionsteller legen. Den Joghurt um die Kuchenstücke geben und nach Wunsch auch darüberträufeln. Mit den restlichen Cranberrys garnieren.

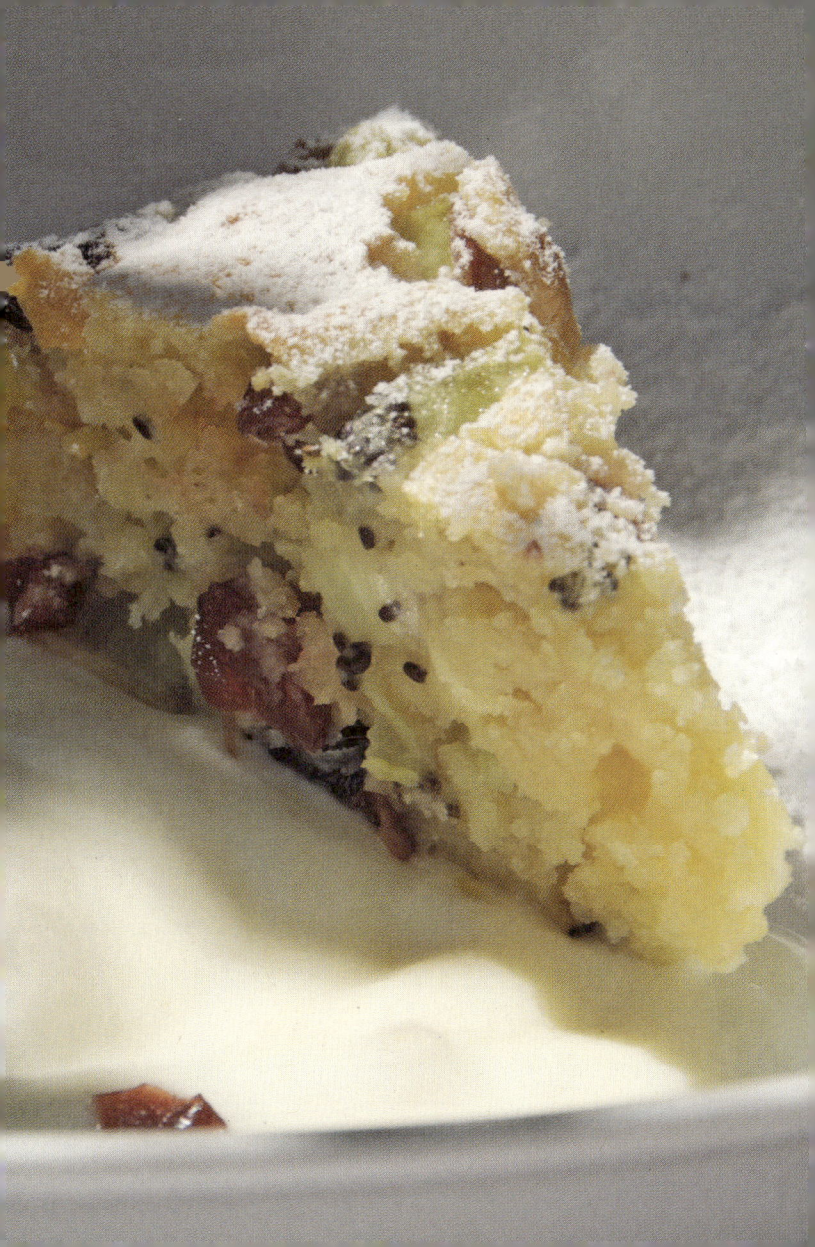

Zwetschgengratins

Zutaten für 4 Portionen

400 g reife Zwetschgen · 3 EL Himbeersirup
1 EL Orangensaft · 250 g Quark (20 %) · 250 ml Milch
2 EL Lupinenmehl · 2 EL Rohrohrzucker
1 Päckchen Vanillesaucen-Pulver · Butter für die Formen
und zum Belegen · Puderzucker zum Bestreuen

1 Die Zwetschgen waschen, halbieren und entkernen. In 4 gefettete Gratinförmchen legen und mit dem Himbeersirup und dem Orangensaft beträufeln.

2 Den Quark mit der Milch glatt rühren, das Lupinenmehl, den Zucker und das Vanillesaucen-Pulver hinzufügen und alles mit einem Schneebesen verrühren, dann auf den Zwetschgen verteilen.

3 Die Gratins mit einigen Butterstücken belegen und im vorgeheizten Backofen bei 200 °C in 20 bis 25 Minuten goldgelb backen. Heiß aus dem Ofen oder lauwarm abgekühlt servieren und dabei nach Wunsch mit Puderzucker bestreuen.

Tipp: Lupinen enthalten weniger Fett als Soja, doch einen großen Anteil an wertvollen einfach und mehrfach ungesättigten Fettsäuren. Durch Vitamin E sind diese Fettsäuren auch relativ stabil und vor Oxidation geschützt.

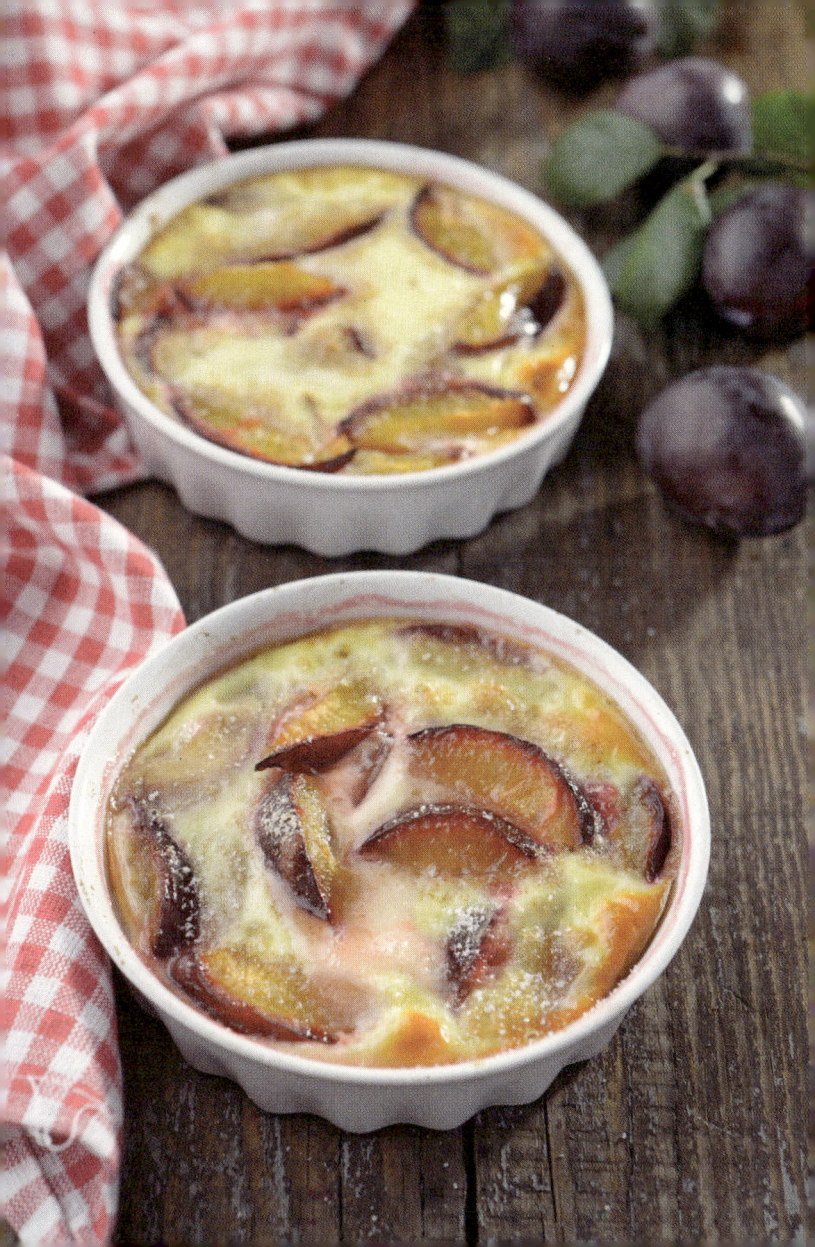

Erdbeertorte

Zutaten für 12 Stücke

400 g kleine Erdbeeren · 60 g Butter
100 g Dinkelmehl Type 630 · 100 Mandelblättchen
100 g Lupinenmehl · 2 TL Weinstein-Backpulver
100 g Rohrzucker · ½ TL abgeriebene Bio-Zitronenschale
1 Ei · 300 g Ziegenjoghurt · 75 ml Wasser
Etwa 2 EL Puderzucker

1 Die Erdbeeren in einer Schüssel mit kaltem Wasser waschen, auf ein Sieb geben und abtropfen lassen, dann die Stiele abzupfen. Die Butter schmelzen.

2 Das Dinkelmehl mit den Mandelblättchen, dem Lupinenmehl, Backpulver, Zucker und Zitronenschale in einer Schüssel mischen.

3 Das Ei mit Ziegenjoghurt, Wasser und flüssiger Butter mit einem Schneebesen kräftig verrühren. Die Mehlmischung zugeben und mit einem Löffel unterrühren.

4 Den Teig in eine gefettete Springform (26 cm Durchmesser) füllen und mit den Erdbeeren belegen. Die Torte im vorgeheizten Backofen bei 200 °C etwa 45 Minuten backen. Die Garprobe mit einem Holzstäbchen machen und die fertige Torte herausnehmen. Abkühlen lassen und zum Servieren mit Puderzucker bestreuen.

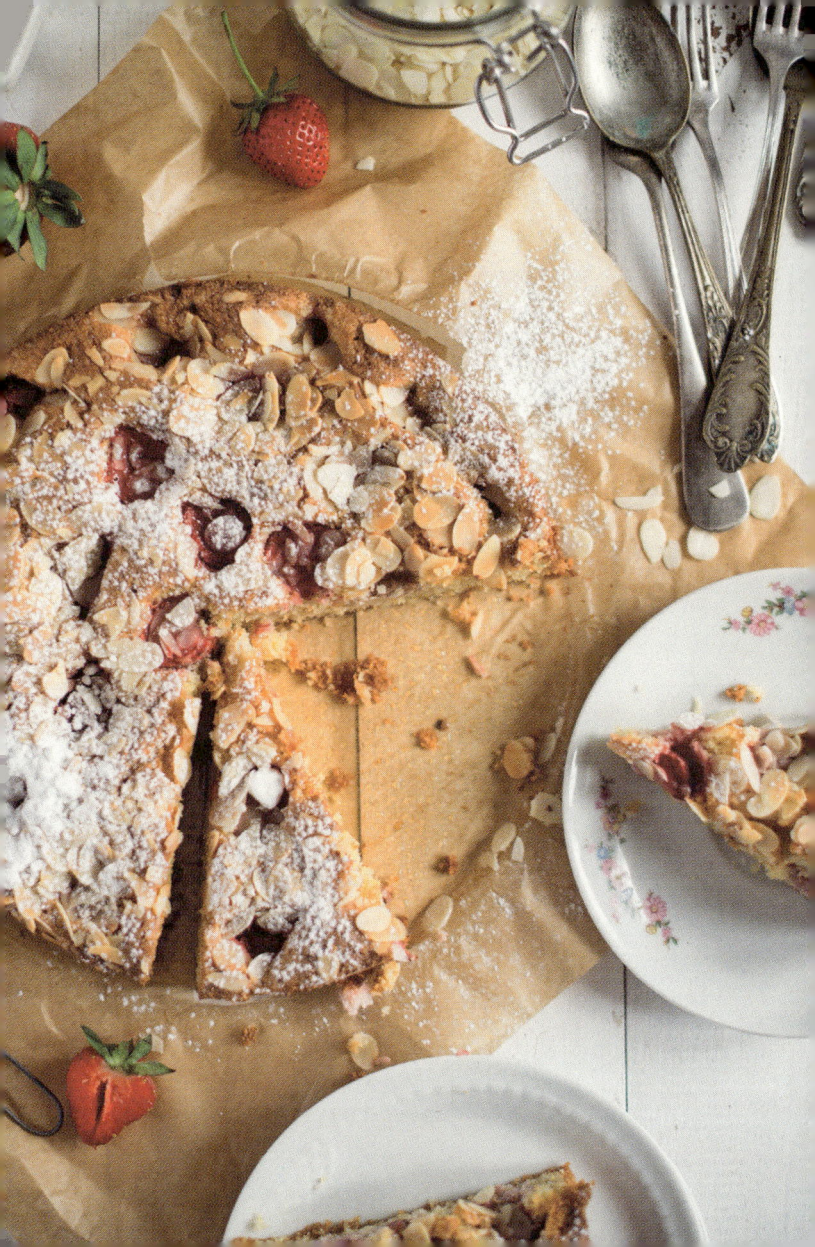

Nektarinenauflauf

Zutaten für 4 Portionen

50 g Edelbitter-Schokolade · 50 g Haselnusskerne
100 g Lupinenmehl · 1 EL Lupinenflocken
50 g Speisestärke · 3 Eier · 1 TL Zitronensaft
2 EL Rohrohrzucker · 2 große oder 4 kleine Nektarinen
(etwa 500 g) · Butter für die Form und zum Belegen

1 Die Schokolade und die Nüsse grob hacken, dann mit Lupinenmehl und Flocken sowie der Speisestärke in einer Schüssel mischen.

2 Die Eier mit dem Zitronensaft in eine Schüssel geben und zu einer dicken Creme aufschlagen. Nach und nach den Zucker unter diese Eiercreme schlagen. Die Mehl-mischung mit einem Löffel unter die Eiercreme ziehen und alles zu einem Teig verrühren.

3 Die Nektarinen waschen oder die Schale abziehen. Dann in Spalten von den Kernen schneiden und in eine gefettete Auflaufform mit halbhohem Rand legen. Den Teig darüber glatt streichen, mit einigen Butterstücken belegen und den Auflauf im vorgeheizten Backofen bei 180 °C etwa 30 Minuten backen.

Tipp: Wirklich reife Nektarinen lassen sich wie reife Pfir-siche oder Tomaten ohne Überbrühen abziehen.

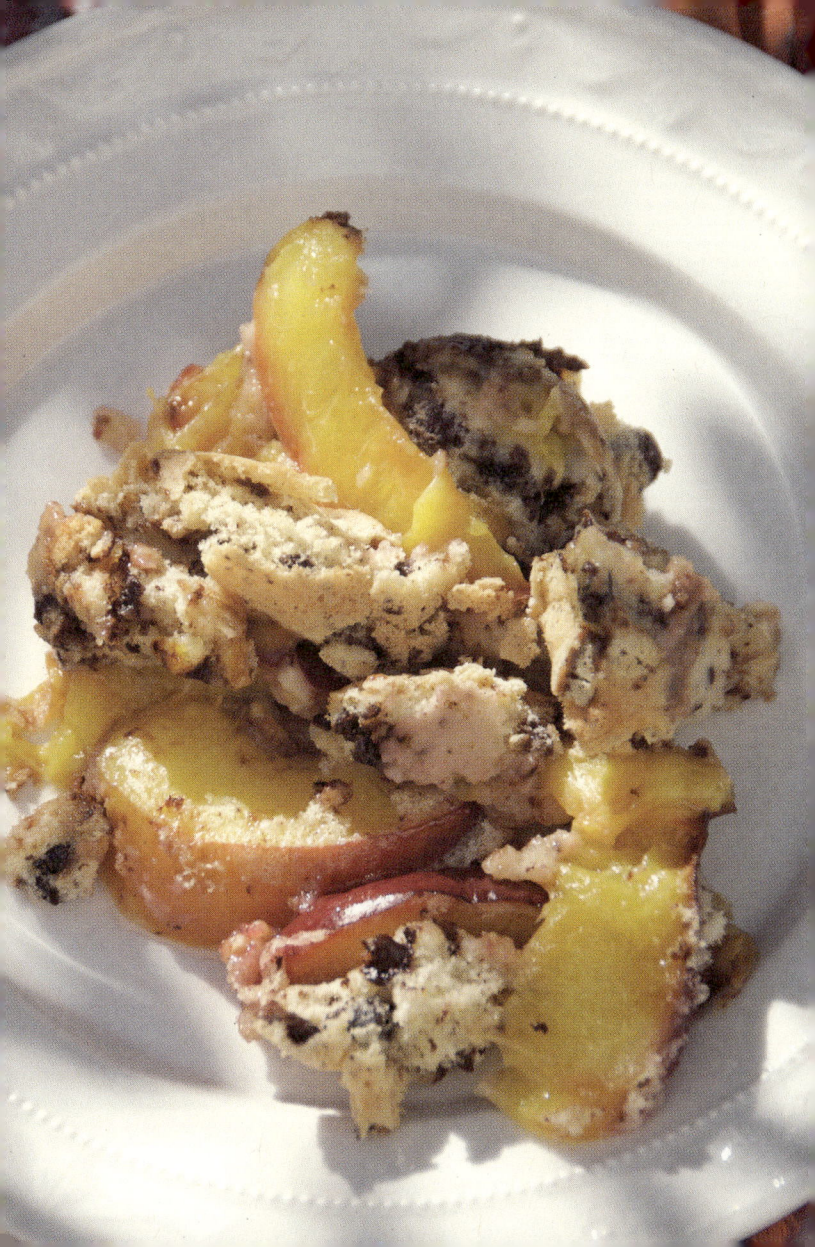

Mandarinenkuchen

Zutaten für 12 Stücke

Für den Teig: 150 g weiche Butter · 100 g Rohrohrzucker
½ TL Zimtpulver · 250 g Dinkelmehl Type 630
100 g gemahlene Mandeln · 100 g Lupinenmehl
1 EL Kakao · 1 TL Weinstein-Backpulver
400 ml Mandarinensaft
Für den Guss: 1 TL Fruchtgel mit Apfelpektin
200 Mandarinensaft · 1 TL Honig · 2–3 EL Kokosflocken

1 Die Butter mit Zucker und Zimtpulver schaumig rühren. Dinkelmehl mit Mandeln, Lupinenmehl, Kakao und Backpulver mischen und nach und nach unter den Teig rühren. Dabei den Mandarinensaft langsam zugießen.

2 Den Teig in einer gefetteten Springform (24 cm Durchmesser) glatt streichen und im vorgeheizten Backofen bei 180 °C etwa 35 Minuten backen. Den Kuchen lauwarm abkühlen lassen, dann auf ein Kuchengitter legen.

3 Das Fruchtgel mit dem Mandarinensaft aufkochen und etwa 3 Minuten unter Rühren kochen lassen. Mit dem Honig verrühren und den warmen Kuchen damit tränken, dann mit Kokosflocken bestreuen.

Tipp: Fruchtgel mit Apfelpektin ist vegan, Mandarinensaft gibt es in guter Bioqualität zu kaufen.

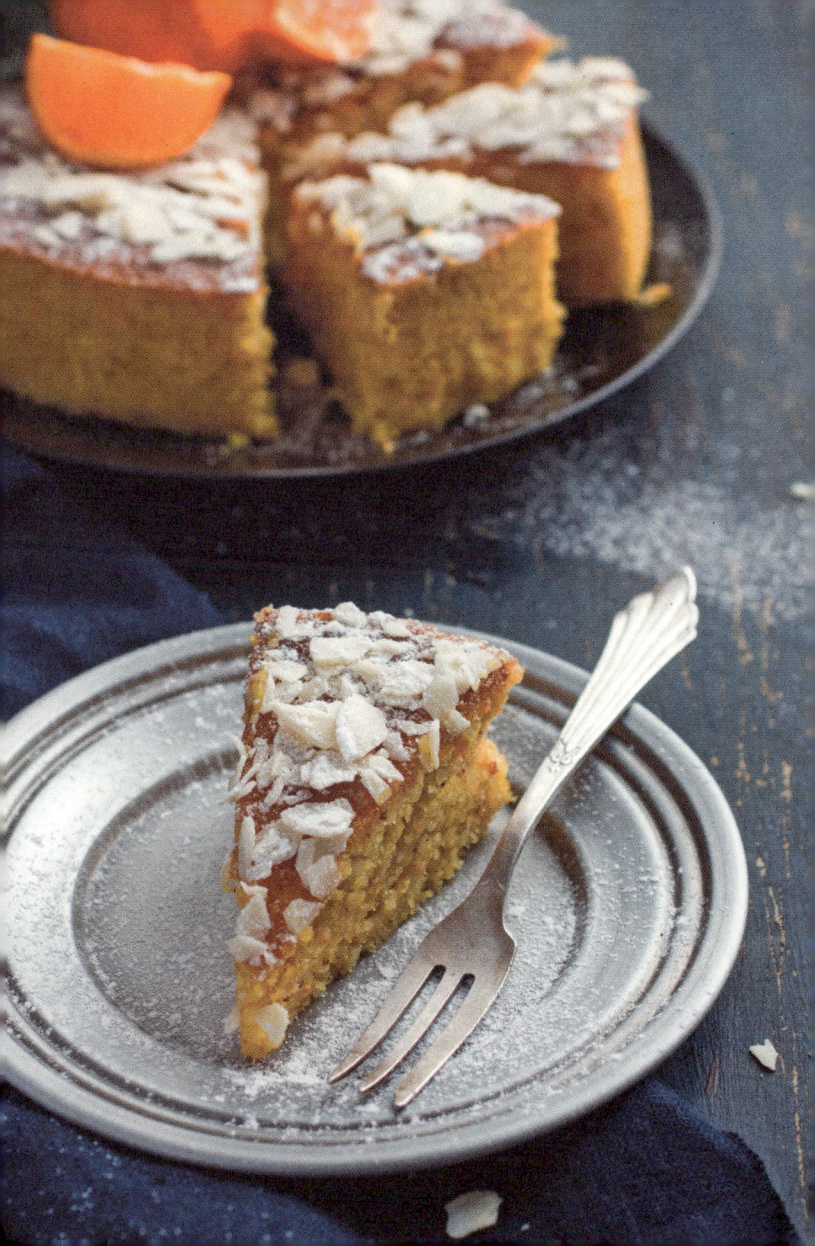

Vanille-Apfel-Kuchen

Zutaten für 9 Stücke

4 mittelgroße Äpfel (etwa 600 g) · Saft von ½ Bio-Zitrone
75 g Butter · 60 g Rohrohrzucker
Abgeriebene Schale von ½ Bio-Zitrone · 3 EL Joghurt
2 große Eier · 1 Päckchen Vanille-Saucenpulver
60 g Lupinenmehl · 25 g Dinkelmehl (Type 630)
1 große Messerspitze Backpulver
1–2 TL Blütenmischung mit Zucker

1 Die Äpfel vierteln, schälen, vom Kerngehäuse befreien, in kleine Stücke teilen und in einer Schüssel mit dem Zitronensaft mischen.

2 Die Butter mit dem Zucker und der Zitronenschale cremig rühren. Zuerst den Joghurt, dann die Eier unterrühren. Nun das Saucenpulver mit Lupinenmehl, Dinkelmehl und Backpulver vermischt unter den Teig rühren. Zuletzt die Apfelstücke und die Blüten untermischen.

3 Den Teig in einer gefetteten rechteckigen Form (etwa 24 mal 20 cm) glatt streichen und im vorgeheizten Backofen bei 180 °C etwa 35 Minuten backen.

Tipp: Der Kuchen ist rasch gebacken und schmeckt warm aus dem Ofen. Genauso gut können Sie ihn vorbereiten, denn auch am nächsten Tag ist er noch wunderbar saftig.

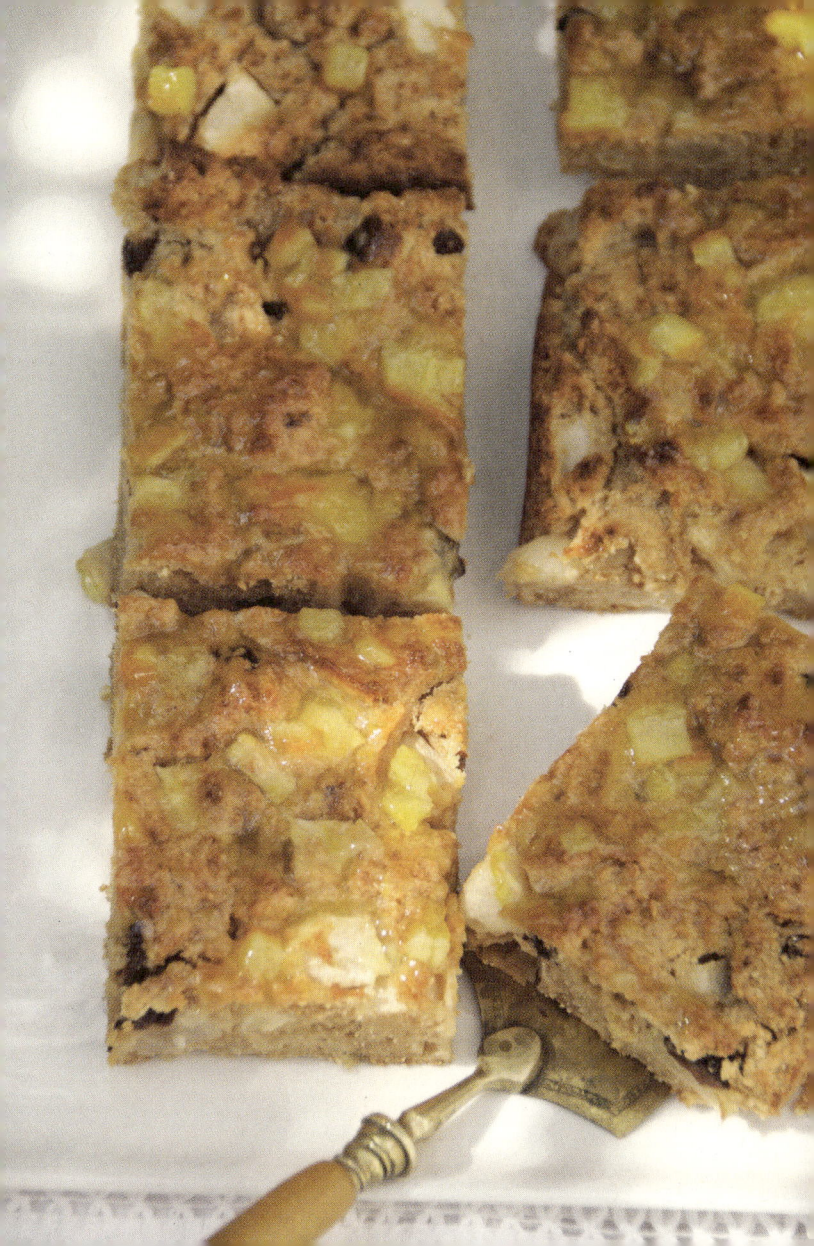

Rhabarber-Crumble

Zutaten für 4 Portionen

*50 g Lupinenschrot · 500 g Rhabarber · 4 EL Wasser
100 g Rohrohrzucker · 4 Löffelbiskuits · 2 EL Butter
100 g gehackte Mandeln · 1 TL abgeriebene Bio-
Zitronenschale · 1 große Messerspitze Vanillepulver*

1 Das Lupinenschrot in einem Schälchen mit kochendem Wasser übergießen und zugedeckt 15 Minuten
ziehen lassen. Dann auf ein Sieb abgießen, kalt abspülen
und gut abtropfen lassen.

2 Den Rhabarber waschen, in fingerbreite Stücke
schneiden und mit dem Wasser einmal kräftig aufkochen, dann in eine Gratinform geben und mit dem
Zucker bestreuen.

3 Für das Crumble die Löffelbiskuits in einen Gefrier-
beutel geben und mit der Nudelrolle fein zerkleinern.
Die Butter in einer Pfanne schmelzen. Zuerst die Mandeln darin bei mittlerer bis schwacher Hitze unter ständigem Rühren leicht rösten. Dann die Löffelbiskuits und
das Schrot zugeben und noch kurz rösten.

4 Das Crumble mit Zitronenschale und Vanillepulver
würzen und auf dem Rhabarber verteilen. Im vorgeheizten Backofen bei 200 °C etwa 20 Minuten backen.

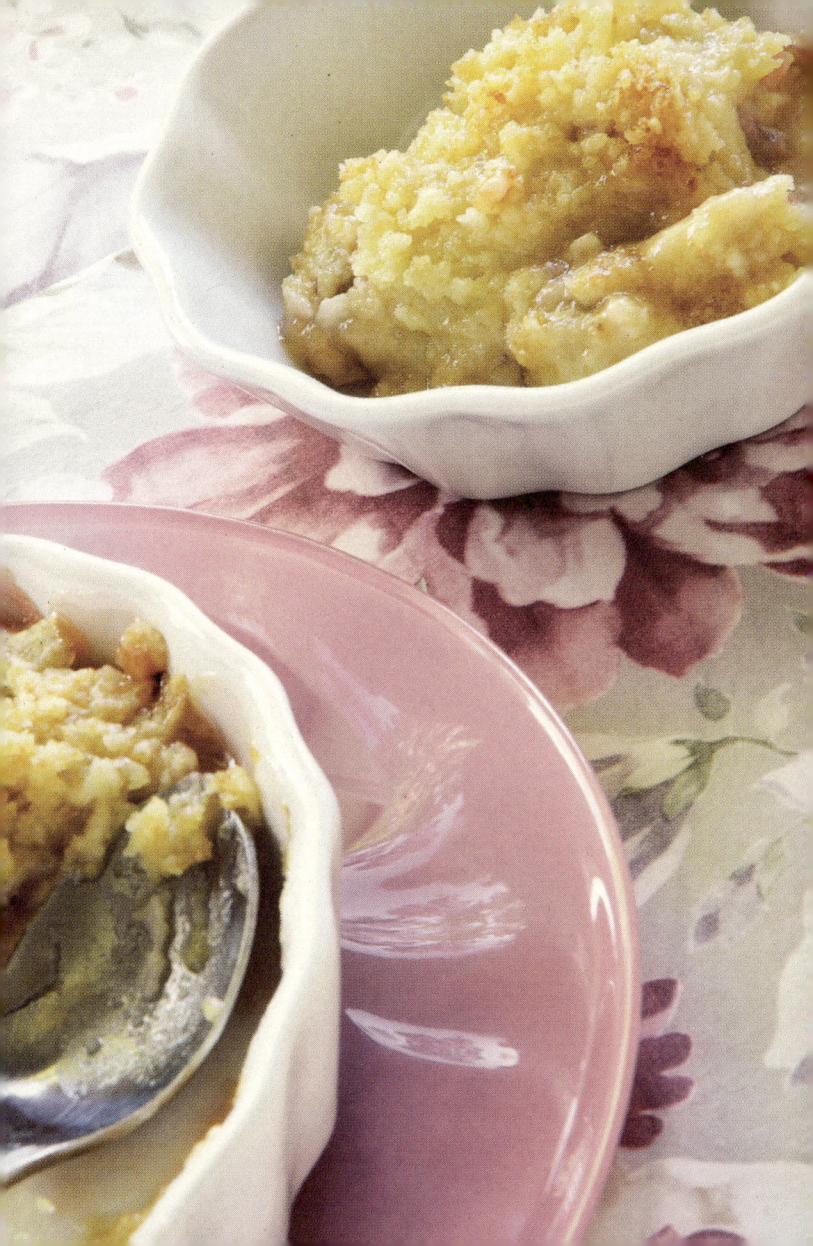

Orangensternchen

Zutaten für etwa 40 Stück

Für den Teig: *125 g weiche Butter · 125 g Rohrohrzucker*
100 g Weizenmehl · 100 g Lupinenmehl
1 TL Weinstein-Backpulver · 1 TL Lebkuchengewürz
Für den Belag: *1 EL abgeriebene Bio-Orangenschale*
1 EL Orangenmarmelade · 100 g weiße Schokolade
2 EL geschälte Sesamsamen oder Lupinenflocken

1 Die Butter mit dem Zucker schaumig rühren. Beide Mehlsorten mit Backpulver und Lebkuchengewürz mischen und portionsweise unterrühren. Den Teig auf der Arbeitsfläche einige Male durchkneten, zu einer Kugel formen und in Folie gewickelt 2 Stunden kühlen.

2 Den Teig auf Mehl so dünn wie möglich ausrollen, zu Sternen ausstechen, auf ein gefettetes Backblech legen und im vorgeheizten Backofen bei 180 °C in etwa 10 Minuten goldbraun backen. Vom Blech lösen und auf einem Kuchengitter abkühlen lassen.

3 Die Orangenschale mit der Orangenmarmelade mischen und auf die Sterne streichen. Die restliche Schokolade hacken, in einen kleinen Topf geben und im heißen Wasserbad schmelzen. Dann mit einem Löffel in einem dünnen Strahl auf die Sterne träufeln. Mit Sesam oder Lupinenflocken bestreuen.

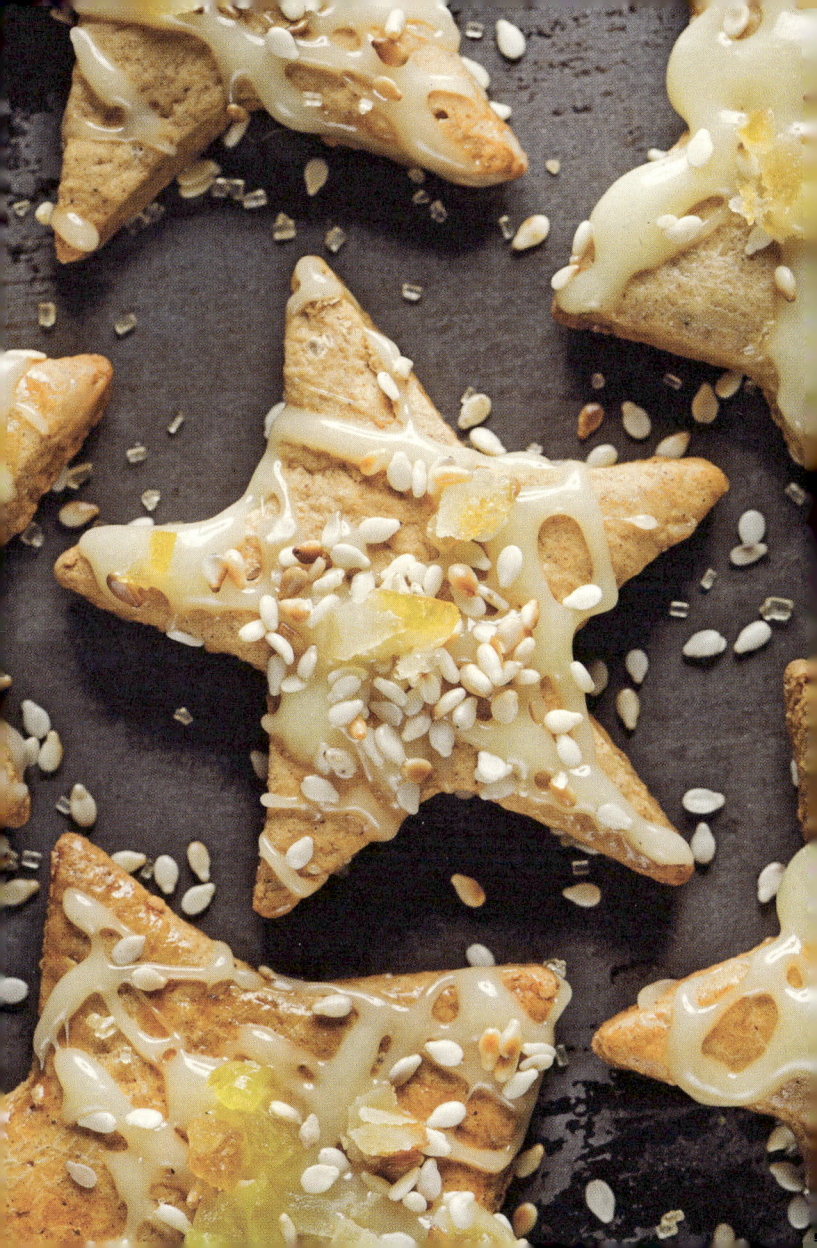

Kokoskuchen mit Zwetschgen

Zutaten für 12 Stücke

Für den Teig: *100 g Weizenvollkornmehl*
100 g Lupinenmehl · 100 g Pflanzenmargarine
75 g Rohrohrzucker · Etwa 7 EL Wasser
Für die Füllung: *500 g Zwetschgen*
400 g cremige Kokosmilch (Dose) · 100 ml Wasser
2 EL Speisestärke (aus Mais) · 50 g Rohrohrzucker
3 EL Kokosflocken · 1 EL Puderzucker

1 Die beiden Mehlsorten mit Fett, Zucker und Wasser zu einem glatten Teig verkneten. Eine Springform (26 cm Durchmesser) damit auslegen und einen 3 Zentimeter hohen Rand hochziehen. Den Teigboden mit einer Gabel mehrmals einstechen und 1 Stunde kühlen.

2 Zwetschgen waschen, vierteln und entsteinen. Die Kokosmilch mit dem Wasser, der Speisestärke und dem Zucker verrühren und unter Rühren einmal aufkochen. Abkühlen lassen und die Kokosflocken untermischen.

3 Den Kuchenboden im vorgeheizten Backofen bei 180 °C 15 Minuten vorbacken, dann mit Kokosfüllung bestreichen, mit den Zwetschgen belegen und weitere 30 Minuten backen. In der Form abkühlen lassen, dann auf eine Kuchenplatte schieben und mit Puderzucker bestreuen.

Apfel-Chia-Muffins

Zutaten für 12 Stück

100 g Lupinenmehl · 1 Päckchen Vanille-Puddingpulver
2 TL Weinstein-Backpulver · 60 g Rohrohrzucker
300 g Apfelkompott · 50 g Lupinenschrot · 2 EL Chia-
samen · 50 g Edelbitterschokolade · 200 g Mandeldrink
2 EL Zitronensaft · 5 EL Öl · Puderzucker nach Belieben

1 Das Lupinenmehl mit dem Puddingpulver, dem Backpulver und dem Zucker in einer Schüssel mischen.

2 Das Apfelkompott mit dem Lupinenschrot, den Chiasamen, der Schokolade, dem Mandeldrink und dem
Zitronensaft pürieren, zur Mehlmischung gießen, das Öl
hinzufügen und alles mit einem Löffel verrühren.

3 Den Teig in 12 gefettete Muffinmulden (je etwa 4 cm
tief) füllen und die Muffins im vorgeheizten Backofen
bei 200 °C knapp 30 Minuten backen; die Muffins gehen
nicht hoch auf.

4 Herausnehmen, Muffins in den Mulden kurz ruhen
lassen, dann herauslösen und auf einem Gitter abkühlen
lassen. Nach Wunsch mit Puderzucker bestreuen.

Tipp: Wie jedes Gebäck mit Lupinenmehl schmecken
diese Muffins auch nach einem Tag Ruhezeit.

Kirschkuchen

Zutaten für 20 Stücke

750 g Kirschen oder 2 große Gläser Schattenmorellen
100 g weiche Butter oder Pflanzenmargarine
100 g Rohr- oder Rübenzucker · ½ TL Vanillepulver
Abgeriebene Schale und Saft von ½ Bio-Zitrone
150 g Apfelmus · 200 g Weizenvollkornmehl
100 g Lupinenmehl · 1 TL Weinstein-Backpulver
200 ml Wasser

1 Die Kirschen waschen, abzupfen und entsteinen, Schattenmorellen auf einem Sieb abtropfen lassen, den Saft dabei auffangen und zum Beispiel für Smoothie verwenden.

2 Die Butter oder Margarine mit Zucker, Vanillepulver, Zitronenschale und Zitronensaft cremig rühren.

3 Zuerst das Apfelmus untermischen, dann Weizenmehl, Lupinenmehl und Backpulver gemischt darübersieben. Nun alles verrühren und dabei das Wasser zugießen.

4 Den Teig auf einem Backblech mit Backpapier glatt streichen und die Kirschen darauf verteilen. Den Kuchen im vorgeheizten Backofen bei 180 °C etwa 45 Minuten backen.

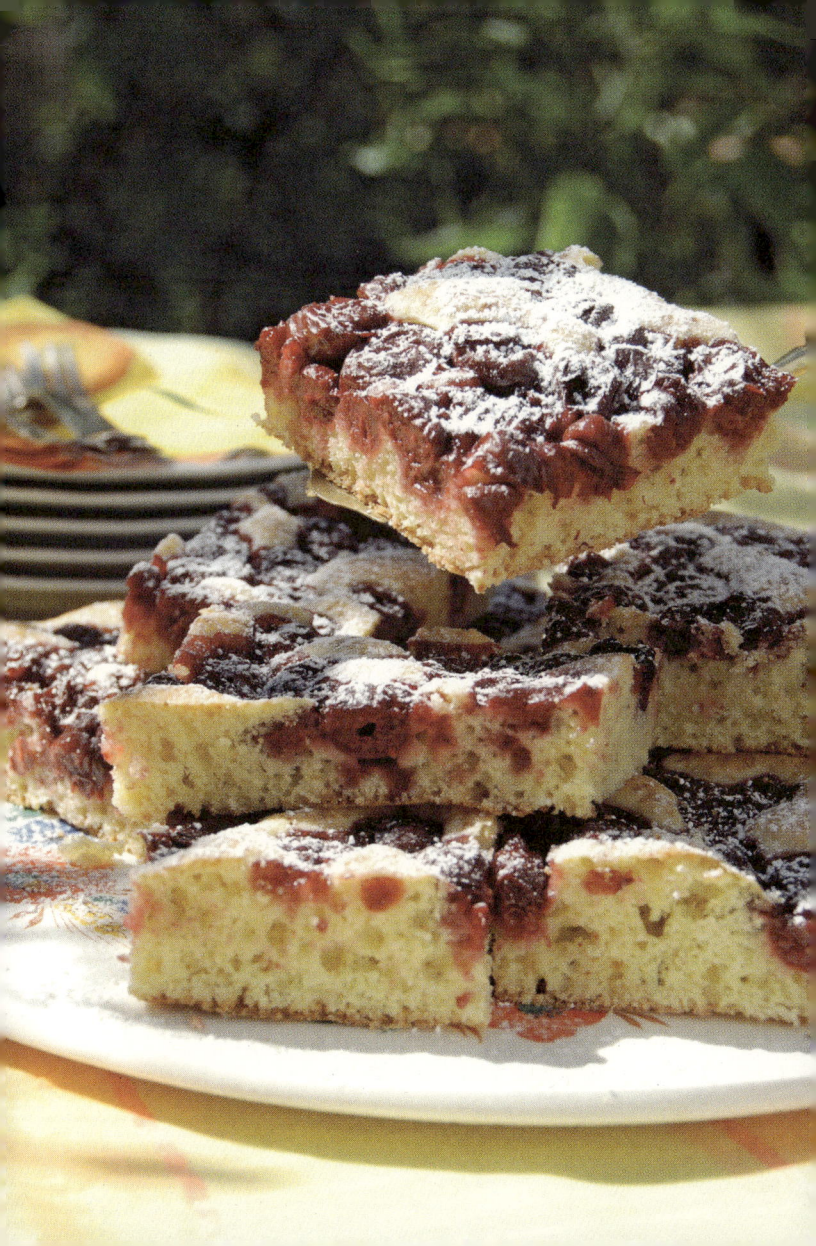

Register

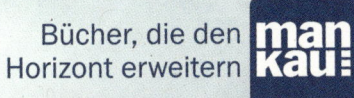

Bücher, die den
Horizont erweitern

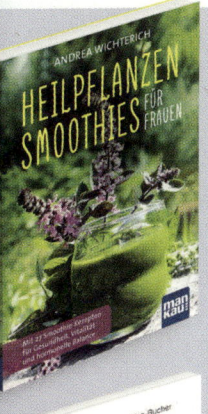

Andrea Wichterich

HEILPFLANZEN-SMOOTHIES FÜR FRAUEN

Mit 27 Smoothie-Rezepten für Gesundheit,
Vitalität und hormonelle Balance

15,95 € (D) / 16,40 € (A), ISBN 978-3-86374-326-0
Flexobroschur, durchgehend farbig, 159 Seiten

„Ein sehr guter Ratgeber für Frauen, die ihr gesundheitliches
Gleichgewicht auf natürliche Weise tarieren wollen."
green for life

Dr. Barbara Rias-Bucher

SMOOTHIES FÜR KÖRPER, GEIST UND SEELE

Feine Drinks aus dem Mixer – Genuss von schlank
bis nahrhaft – 51 Rezepte, dazu Tipps und Tricks

7,99 € (D) / 8,20 € (A), ISBN 978-3-86374-164-8
Kompakt-Ratgeber, durchgehend farbig, 95 Seiten

„Barbara Rias-Bucher, bekannte Autorin zahlreicher Kochbücher,
hat in ihrem neuesten Werk 51 schmackhafte, phantasievolle
Smoothie-Rezepte zusammengestellt. (...) garantiert für jeden
Geschmack ist etwas dabei."
kinderkrankenschwester

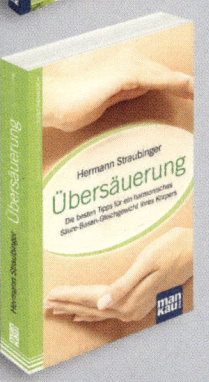

Hermann Straubinger

ÜBERSÄUERUNG

Die besten Tipps für ein harmonisches
Säure-Basen-Gleichgewicht Ihres Körpers

9,95 € (D) / 10,30 € (A), ISBN 978-3-86374-083-2
Taschenbuch, 254 Seiten

„Es wird nicht nur auf bestimmte Krankheiten eingegangen, die
durch eine Übersäuerung verursacht werden könnten, sondern es
gibt auch einen umfassenden Überblick über ganzheitliche Thera-
pieansätze. (...) Insgesamt ein sehr praxisnahes und verständlich ge-
schriebenes Buch, mit dem man sein Ernährungsverhalten umstellen
und Stressbelastung reduzieren kann."
Stiftung Gesundheit

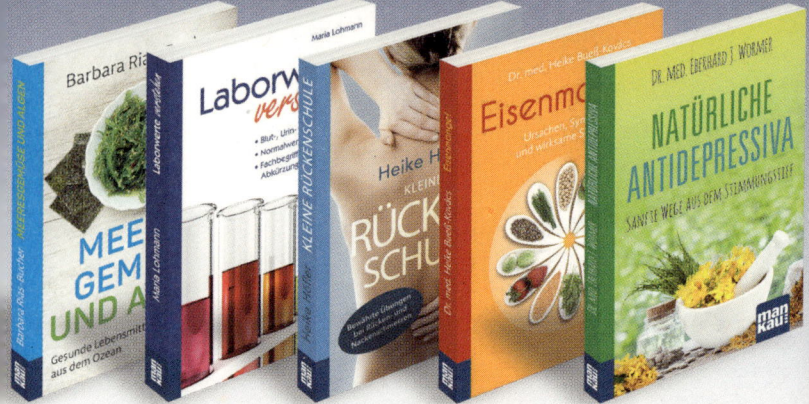

Auswahl aus unserer Kompakt-Reihe:

Alles auf einen Blick:
www.gesundheit-kompakt.info

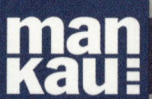